直观脉法

——诊脉捷要及心得体会

朱志宏 / 著

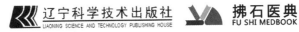
辽宁科学技术出版社
LIAONING SCIENCE AND TECHNOLOGY PUBLISHING HOUSE

拂石医典
FU SHI MEDBOOK

图书在版编目（CIP）数据

直观脉法 / 朱志宏编著 . — 沈阳：辽宁科学技术出版社，
2022.1
ISBN 978-7-5591-2285-8

Ⅰ . ①直… Ⅱ . ①朱… Ⅲ . ①脉诊 Ⅳ . ① R241.2

中国版本图书馆 CIP 数据核字 (2021) 第 197675 号

出版发行：辽宁科学技术出版社
　　　　　北京拂石医典图书有限公司
地　　址：北京海淀区车公庄西路华通大厦 B 座 15 层
联系电话：010-57262361/024-23284376
E - m a i l : fushimedbook@163.com
印 刷 者：河北环京美印刷有限公司
经 销 者：各地新华书店

幅面尺寸：170mm×240mm
字　　数：232 千字　　　　　印　张：15
出版时间：2022 年 1 月第 1 版　　印刷时间：2022 年 1 月第 1 次印刷

责任编辑：李俊卿　　　　　　　责任校对：梁晓洁
封面设计：潇　潇　　　　　　　封面制作：潇　潇
版式设计：天地鹏博　　　　　　责任印制：丁　艾

如有质量问题，请速与印务部联系　　联系电话：010-57262361

定　　价：69.00 元

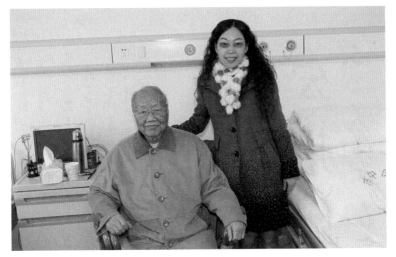

2012 年 1 月与朱公合影

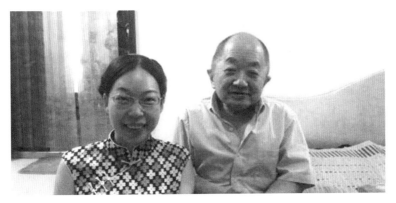

2013 年 8 月与孙老师合影

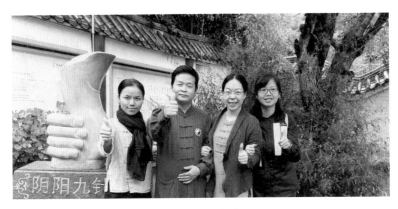

与余浩老师的合影

志存濟世
宏揚岐黃

志宏宗孫女 春會
九六叟朱云蓬 壬辰

搏覽群言 沉思力索 以造詣于精微之域刻
心研朔繼以筆發春花 千以極救養生而
藥卷虛發 方必建功
志宏大夫熱愛中醫鍥研收黃之方
潛心廣度搜攬采敗復必悟多得之言
前金峑晝雪乃朵深發強國韻先生
之隈方始助起之
九六叟朱云蓬志 壬辰什春

似朱丹赤真氣節
如松志靭好精神
直觀脈法傳聖道
勤筆宏功惠來人

辛丑年冬陸正明創海敬題

致朱志宏中醫
祝新書再出
天半朱霞瞻志氣
雲中白鶴展宏圖

辛 辛丑冬醫萬冬子堂

自　序

很遗憾这本书稿从 2016 年开始一拖再拖，但是在拖的过程中也进一步积累、沉淀和反思，临床上又把一些脉法上的知识点在临证过程中重新核准、验证。希望这本书能够为我诸位恩师"把中医向前推进"的宏愿，做出绵薄之力；也以这本书向诸位老师再交付一份汇报。

谨以此书致谢所有教导和传授我知识的老师：已故渭南孙曼之先生、十堰余浩老师、北京张东老师、已故南通朱良春教授、化州董草原老师、合肥许跃远老师、从未谋面的荆州王光宇老师等。

知识不保守，经验不带走。在我游学过程中，有幸承蒙几位恩师的福荫，将其几十年的临床所得传授于我。与其说是"传授"知识，不如说是从老师身上挖掘知识，因为老师对每个学生的教导都是有限的、每个学生的知识是参差不齐的，学生可以像海绵一样从老师经验中吸收无限的知识。

接纳诸位恩师启蒙授业，解惑传薪，然后汇集起来形成自己对中医的认知和理解。因为每个人都有不同的生活经验、背景知识和不同的思维方式，所以注定每个人学习中医的方式都不可能完全一样，每个人对中医的认知和理解也是不尽相同的。

经过临证、学习、再融入临证，反复琢磨、锤炼，逐渐形成自己独立的中医体系。把这个过程描绘出来，我是这样理解的：

老师把他们毕生所学中的一部分教给我们的时候，也许不是一本厚厚的教科书，也许不是长篇大论的语言文字，也许不是一个三年或更久的学徒生涯，它可能简单得就如在我们面前炒了一盘菜，这盘菜虽看似简单，却积攒了老师这么多年的经验，也许这盘菜现在的配料是三四十年通过反复验证才归纳出来的最佳配料，也许火候是无数次反复地烹炒才掌握的最佳时间。

看似一盘菜，简单得不费吹灰之力，但它却是一个"道法"，学会了这个道法，才能道生一、一生二、二生三、三生万物，也就是诸法空象、万法归一，再通俗一点就是举一反三。

当年我外出游学的时间都是非常有限的，少则 7 天，多则数月。在有限的时间里，我要如何去学？我该如何去学？因此，每次游学出发前我都预设一个简单而明确的目标，那就是在老师身边小驻的日子里要掌握这位老师的核心思路。

什么是老师的核心思路？简单地说就是看病用药的思路。这是一个相对宏观的概念，这个思路与老师的为人、老师的世界观、老师的个人修养和修为、老师对中医的认知和理解、老师对中医的愿景、老师对自己的定位和期待等都是不可分割的。而不仅仅是老师的某个秘方、某个绝活。

如何掌握？从老师的一言、一行、一方中去领悟。老师的核心思路伴随在老师无处不在的言行中，是从举止中流露和散发出来的，这就是老师炒的一盘菜。老师说的一句话就是一盘菜，开的一个方也是一盘菜。每天的菜名不同，而法门却是一样的，万法归一。

许多年前的某一天，我在吃饭的时候对前来跟诊的学生们说：

"学习老师的东西，不要学一方一药，更不要找老师的秘方，要学的是老师的思路。老师教我们东西，不一定用嘴巴说，老师的东西就在言谈举止之中：对患者的关怀，对古圣的尊敬，对典籍的虔诚！

对于普通人，我们通过言谈举止可以了解他的性格，跟师学习也可以从老师的言谈举止知道他的思路。老师对我们说的话、对患者说的话、他的行为态度、他的处方用药等都是他的思路。这样学东西，才是活学。要善于观察老师的言行举止和他周遭的一切！"

我举一个例子：你看这盘宫保鸡丁，老师炒好了端出来。三个不同的学生可能会有三种不同的理解和领悟。

老师做了什么？就是炒了一盘菜。但他又不只是炒了一盘菜，其实他是要借这盘菜传授很多心得和方法。

对于第一个不太用心的学生来说，他吃了这盘菜，只知道是一盘宫保鸡丁，对他来说味道不错。

对于第二个稍微用心一点的学生来说，他知道这盘宫保鸡丁的配料有辣椒、鸡丁、大葱、花生、糖醋等。

而对于第三个用心的学生来说，他不光是知道这些，他还会知道鸡丁的选用部位、腌制方法、配料下锅的顺序和翻炒的时间、火候，以及调料的配比和下锅的时间等。那他通过吃这道菜，就学会了炒这道宫保鸡丁，而且他不仅学会了炒宫保鸡丁，通过实践，举一反三，他以后还会炒鱼香茄子、尖椒土豆丝等。

这就是三种不同学生的收获，他们接收到的信息差别是很大的。

为什么？

无关于聪明与否，关乎于他用心与否。用心去做一件事的人，是因为喜爱这件事，于是他会很主动地去观察细节。

因为他用心去观察，有观察就有思考，有思考就有疑问，有疑问就会询问而得到解答。因此他学会了炒宫保鸡丁的法门。

顺理成章，他可以把一道菜的法门用到其他菜肴上，自然能炒出各式各样的菜。学习老师的思路即在于此，首先眼睛、耳朵、鼻子、嘴都要用上，眼观耳闻嘴问，用"心"去学，而不是只用手或者用嘴，不能把老师说的一句话"听死"，要把前后、相同的内容结合起来学。

这样学习，才能学到老师的思路，才能举一反三，一通百通。再用学到的内容去检验学到的老师的思路。

在学习老师思路的前期，我们应用老师的思路都是照猫画虎。只有画得像了，画得一样了，才算把老师的东西掌握了。也只有掌握了老师的思路之后，随着我们深化学习其他老师的东西，才能做到融会、兼容和丰富、创新。再通过实践、积累，把自己的灵魂融入进去，变成一套自己的东西。自己的灵魂包括：性格、思维、人生经历和背景、自己独到的认知、临床摸索中的心得、与患者交流、开方用药思路。

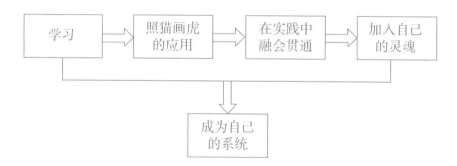

老师的这盘菜的做法就是"道"，这盘菜就是"道"所生的"一"，我们明白了"道"，也知道如何生出"一"之后，我们就能举一反三，生出"二"、"三"……从这个"道法"中生出更多的东西了。

目　录

第**1**章

什么是直观脉法？

"直观脉法"是中医大夫的双手搭到患者手腕寸口桡侧脉上时手的直观感觉。这套脉法的基础、框架和法要乃是我从多位老师处领悟和继承来的；然后通过我在临床中不断运用、发挥、总结，也结合了中医经典著作和中医基础理论，扩展已有的脉法经验，进一步验证；同时再经过我自己在临床上的摸索、启发和推陈致新，扩充了一些症状和病机的认识，对心理脉法掌握得更加娴熟。这三者结合起来使这套脉法更加系统、更加直观。

因此，我觉得摸脉不是一个难事，人人都可以直观地学会，正因为其直观简单，运用于临床也简单有效，我暂且将它称之为"直观脉法"。事实证明，它确实是真实而有效的脉法。

目前这种脉法并未广为人知。在中医发展到今天的局面，有很多质疑的声音、不信任中医的声音，让中医造福更多人的脚步受阻。另外很多患者不相信摸脉（从未接触或者没碰到对的医者），也有很多医者不会摸脉，不能掌握患者身体的真实情况。其实，摸脉的真实性和准确性可从以下两个方面知道：第一，医者摸出的无形症状，患者本人可以核实；第二，医者摸出的有形症状如结节、囊肿等，医院可以核实。

中医人如果能掌握这套比较系统、整体、有效的脉法，不仅对治病有很大帮助，而且对患者重建对中医的信任也大有裨益。发展中医要靠我们每一个人。这就是我把这个方法分享出来的原因。

我之所以想用最通俗、最易懂的文字将我所推崇的这种脉法写出来，让更多的人受益，源于一个小的故事插曲。

当年我对脉法的神秘充满好奇，我买了很多有关脉法的书籍，希望能从中窥探或领悟出来一点什么，可是古代脉法书籍文字晦涩难懂，现代脉法不知道是不系统还是医家有所保留，都没能让我从这些书中得到我想要的内容。

脉法是中医四诊之一，对后续的诊断、处方、用药有重要作用。

很多人学中医的起点就是学摸脉，但并不是所有人都能得其要领。

有的医者摸到滑脉就认为有痰，摸到弦脉就认为有寒，等等，这是局部观，如瞎子摸象，虽然摸到了象腿、象鼻，但全然不知象的全身之形。

又或者有的医者能摸出患者有胃炎、咽炎、胆囊息肉，却不明白中医对疾病产生的认知是什么，无法整体辨证、用药治疗等。

看病不是猜病，用这个方子试一下，不行再换另一个方，或者辨证不准，将几个方子合起来而用几十味药，这样不仅耽误治疗，也浪费患者的时间和医疗费用。

脉法和摸脉都不是一个深奥的东西。三根指头明了患者的全部，既有宏观的体质、细微的症状、未来疾病的转归，也可精细到肌瘤、囊肿、结节等，似乎让人觉得神奇、不可思议，将信将疑。这就是老祖宗的厉害之处，也是中国传统思维最形象之处。

我对中医的兴趣源于脉法，我学中医的基点也是摸脉。我对学摸脉非常有兴趣，所以探索欲也很强，愿意花时间去研究。最早跟书学，读懂一本书；后跟老师学，用心感悟；再跟患者学，举一反三。

跟师不同，摸脉方法不同。跟不同老师的学习为我积攒第一手脉感和脉学知识打下了一定的基础，知道了中医不仅有传统脉法、微观脉法、心理脉法，还有更多其他脉法。

我学习脉法之初,看了很多当代人编写的脉法书,厚厚的一本,理论很多,借鉴古人的文字很多,但不肯把"干货"写出来,整本书就变得很不实用。

在学脉法的过程中,除了我恩师的亲授,另外我还理解了"善人道"中的情志致病,同时也使我明白了"寸口脉上"的信息比治病之外更为丰富,如父母之爱的缺失、兄弟姐妹手足的怨怼等,开拓了我的中医心理脉法。

寸口脉,方寸之地,只要愿意去探索,就可以无限开发。

由此,完全打开了我对脉法或者说脉诊探索的这一扇大门,如同《桃花源记》中陶渊明描述的境地:从一条狭窄的山口小道迈入到有良田、美池、桑竹的平坦田园的那种眼前的豁然开朗。

因为有一些持静心、修心的助力,很多时候会灵犀一现,如有神助的感悟,因此在脉法上多了一些参悟。在日后的实践中,我以从诸位老师那里学习到的一些整片和碎片的知识为框架,更深入地思考、探索、发掘,并将所有学习过的知识、经验和灵感结合在一起,逐渐地系统化,清晰地形成了自己的脉、药、病结合的理论体系,并增加了心理脉法的内容。

第②章

中医之脉是一条生命信息的长河

中医大夫用三个手指搭按在患者手腕桡动脉的寸、关、尺三个部位，在这里摸索、感受、聆听、体会患者身上的疾病信息、情绪状态和动态的身体发展状况（疾病发展趋势和将来可能出现的身体状况）。

第 1 节　脉象是身体的全息体象

血脉，像地球上的河流一样，流遍人体这个小地球的每一寸土壤。摸脉，只是取了手腕寸口这个肺脉宗气汇聚的方寸之地，以小观大、以局部观整体，是一个人身体的全息体象。

人的生命信息的成长、情绪的积累和身体养料的积累，犹如一条历史的长河，河里沉淀了过去，流淌着当下，又可以根据它的轨迹知道未来。当下，即是包含了过去。

因此，从现有的脉象能了解过往的一些事情，如与家庭成员的关系、小时候的心态、过去的身体状态等；也能从当下推知未来，如身体健康状态的趋势，包括疾病的转归及其性格、情绪因素决定的工作和家庭境遇等。

一般而言，我们治病也是从脉象上找到当下于健康不利的地方。这些不利并非一朝一夕形成的，而是逐渐积累起来，只是在某些诱因作用下瞬间爆发。治病是清肃过去形成的病理产物，调整气血，使身体趋势转向更畅通，也就是使人体机制更健康。

治疗已病是每个大夫正在做的事，也是患者求诊的目的。但是中医的特色在于治疗未病，通过现在的身体状况，知道将来会出现的中、重大疾病，然后加以治疗，以截断或减轻疾病为目的。

摸脉不仅能知病症、心理、情绪、性格及家庭关系，还可知疾病预后，尤其是一些古代医家摸脉断人生死等，使脉法被蒙上了一层神秘色彩。正因为神秘，所以很多人认为脉法不科学、不真实、不可信。

脉法看似高深，讲明白了，却也不难。关键是一要"能讲明白"，二要"能看明白"。仅此两点就已经不简单了。

当下各路脉法书籍很多，无论是古代的还是现代的，都是作者心血之作，是真心之言，但其中一部分书籍因带有时代特征，如古文体，语言文字有些难懂。

又或者这些书籍中，专一在阐释某些单脉的定义，如浮脉、洪脉、动脉等。

又或是解释几个兼脉代表的病理产物，如解释滑数脉代表痰热，弦数代表郁而化热，等等。

又或胃溃疡是什么脉，胆结石是什么脉；又或者将《伤寒论》里的脉法总结出来讨论，如"寸口脉阴阳俱紧者，法当清邪中于上焦，浊邪中于下焦。"

又或者阐释寸口各部脉象对应什么症状，如何治疗。

又或者大量引用《黄帝内经》《脉经》《难经》《伤寒论》里关于脉法的内容，进行了注解、阐述和发挥。

诸如此类，看罢似乎明白书中几个点，但具体用时又不知如何去用。

市面上目前没有一本简洁明了讲授脉法的辨识、对应症状、病机、处方用药、疾病转归这样全面而综合的脉法指导书籍。

我觉得脉法的关键不是让人觉得"玄而不明"，而应当简单明了，让人一学就会。讲明白，就要讲得通俗易懂，易懂才能让人明白，明白才能学会，学会才能应用，应用才能广泛传播，广泛传播才能发展中医。

因此，"直观脉法"这一套脉法能够体现传统中医的整体思路、取象比类、升降沉浮，并且能够让人直观地从摸脉过程中摸出患者身上的症状，让患者和医家都明白这些症状产生的原因，让医家知道如何用药去解决这些问题，而且表现出了直观、简单、易学易用的特点，即所谓理、法、方、药从一脉俱出。

其实，四诊（望闻问切）中无论哪一诊都有高人存在，问诊较为常见，中西医均用得广泛，其他诊断中仅凭面诊、切脉、舌诊等就可知道患者疾病全貌及核心亦是大有人在。理论依据其实很简单，都是一个"象"，所以脉也称为脉象，是脉管中气的流动产生的各种不同的象。

早在2012年我就在各地给一些老师及师兄讲解过这套脉法的早期模型和运用方法。

只是这几年来，随着时间的沉淀和经验的积累、知识的扩充和领悟力的提升，形成了更加直观、更形象的一套心理脉法和病症脉法，可以知过去、现在的心理状态，可以知已病、未病。

朱良春教授说"知识不保守，经验不带走"。我的恩师毫无保留地将他们所学传授给了我，我还有什么理由不去"众乐乐"而"独乐乐"呢？

如果中医爱好者不懂摸脉，没有关系；如果是中医人，已经学过或接触过其他一些脉法，想要更加精进，没有关系。这里有更直观、简单的脉法，听我来一一讲解其法要。

第 2 节　我们能从寸口脉上摸到什么

从脉象上我们能知道什么？其实脉象上的信息量很庞大，可以挖掘的东西很多。只是因为平时给患者看病不需要说那么多东西，只须告诉患者从脉象上可以看到他们身体不适的症状或症结所在即可。而且看病时间有限，有时碰到情绪低落、或压抑或烦躁的患者，才会稍微说一说他们身体存在的负面情绪，予以开导和疏通。

如果探究脉象，单纯从治病层面来说，不仅可以知道当下患者不适的症状、他的身体总体状况，甚至可以明确到病在哪个脏腑、哪个经络，而且直接从脉上知道理法方药。

从精神层面来说，还能知道患者的性格脾气，如急躁、敏感、沉稳、爱生气、压抑、胆小等。从这种性格可以结合整体脉象推导出患者与父母的关系或与孩子的关系的顺逆；还能知道患者当下的心情或较长一段时间以来的心情，或低落、消极，或烦躁、委屈等，包括内心打不开的结、纠结的情绪点等。如果再挖得更深，还能知道小时候的心态，如父母管得严，担忧父母感情不和发生的争吵，或者生活安逸，等等。

一、摸症状（当下）

如，一女，34 岁。带偏多，有时如稀水；易胸闷气短；头昏沉；身倦乏力；腰酸；头恶风；易胃胀；口苦。

又如，一女，28 岁。月经量少，经前乳房胀痛，经汛小腹发凉、坠胀；头昏沉；颈僵；腰酸，膝盖酸软，上楼累。

又如：一女，18 岁。易头晕头痛；咽炎，喜嗽嗓；身倦无力；眼干痛；心烦性急；腰酸、小腿酸，腿沉；月经量少；常熬夜。

又如，一女，60岁。头晕；胸闷气短；腰酸痛；膝痛；腿软；脚凉；头恶风；爱生闷气；肛门周围痒；时常做梦梦见故人；胃顶胀；思虑多；入睡不易；急躁易怒，易发作中风。

又如，一女，34岁。八髎处发凉且酸；腰酸；偏头痛；易胃胀；饥饿感少；头恶风，吹风后头痛；经前乳房胀痛；冬季脚凉；颈椎疼；痛经；睡眠差。

又如，一男，42岁。手脚麻；头晕；盗汗；颈椎后背发凉发僵；眼睛模糊。胁下隐痛；胃胀；流口水；痰多；咽痒；腰酸膝软；胸口偶尔疼；午后困乏欲睡。

又如，一男，45岁。乙肝史；夜班工作史。入睡不易，眠浅；流口水；胃胀；腰酸痛；腿软；眼睛干涩；腿抽筋；鱼虾等高蛋白摄入过多；腿肿；脂肪肝；身倦乏力。

又如，一女，52岁。心脏病；胸闷；腰酸；无名烦躁；失眠；腰以下怕冷。

又如，一男，22岁。胃胀，胃痛，打嗝；易受惊吓；气短；颈椎不适；眠轻多梦；腰酸痛；脚痒。

又如，一女，48岁。肌瘤；头昏沉；肩颈酸；腰酸；腿沉；头痛；咽喉异物感；胃胀，烧心，打嗝；肛门周围痒；白带偏多；心烦；喜叹气；眼睛模糊干涩；冬手脚凉。

又如，一女，25岁。附件炎，囊肿；心慌，心烦；腿软；生气则胸闷气短；经期腰酸；乏力；入睡慢；小便有时热痛。

又如，一男，61岁。头昏；胸闷气短；胸痛；胁下痛；晒太阳过敏；腰痛；腿软；上楼膝盖疼；头恶风；手脚麻；前列腺增生，小便不尽；口苦咽干；食道灼热；盗汗；等等。

二、摸心态情绪（当下和过去）

如，一 20 岁出头的男性患者，摸脉之后，我问他："你小时候很害怕你父母？"

他很委屈地说："是啊，我总怕他们骂我。"

小时候开始积攒的这种担心和害怕，在脉象上体现出来了。开导后，逐渐解除这种害怕，增强其自信心。情绪上会缓和，但是过去这种印记留下的脉象不容易改变。

又如，有一老年女性患者来就诊，我一搭她的脉，左关郁滞鼓起如豆，脉带激动感，右关脉弱小。

我便问她："这两天您跟谁生气啦？"

她面露惊讶之色，说："你摸出来了？嗨，真生了点儿气，是这么回事……"

一般在摸脉时碰到情绪郁结的患者，会诱导他们吐吐苦水，吐完之后脉象郁滞随即减轻。憋在心里肯定郁闷，吐出来才能符合肝气喜散的特点。

又如，一老年女性患者来就诊，我一搭脉，左关浊而空豁的脉象瞬间给我的感觉是她胆囊不好，我便对她说："您胆囊不好。"她点点头。

我又说："怎么啦？"她说："胆囊切除了。"

我便告诉她忌口高蛋白、所有蛋类、鱼虾，最好吃素。同时跟她讲明白了原因。这样才能从长远上对她的健康有利，否则，储存胆汁的胆囊没了，过多的蛋白物质会增加肝的负担。

又如，一 44 岁男性患者来就诊，一搭脉，我便告诉他："很能隐忍，有担当，能承受委屈，但是委屈长期憋在心里，不舒坦。"

他点头称是，说不忍不行啊。

我教他释放情感，通过唱歌等宣泄出来，或者把内心的不痛快向自己亲近的人吐露出来，不要太过压抑。

又如，一年轻男性患者，脉沉无神且下陷，我告诉他："情绪低落，无名烦躁，怎么都高兴不起来。"

他说："是的，我最喜欢阴天，不喜欢出太阳。"

我说："你这是太压抑了，所以喜欢阴天。平时熬夜消耗多，房事要减少。"

又如，一中年女性患者来就诊，摸脉后我告诉她："你觉得特别委屈，对自己家人特别好，他们做事很难达到你的要求，看他们做事总觉得不对，很容易起烦心。"

她说"是啊，他们做事情很慢，又做不好，看着让人着急，我就抢过来做。"经过心理疏导后，转变很大，还带着先生去听传统文化课。

只要人愿意改变和转变，周围的人和事物都会随之而改变。这就是境随心转。但是转变过程中，周围事物向有利一面发展不是一蹴而就的，需要给自己和别人一点时间，因此不能操之过急。

又如，一老年女性患者，她女儿陪着过来的。摸脉后我对她说："脾气急，特别操心，喜欢管着人，可是别人不领情，心里觉得委屈。"说完，这阿姨忍不住哭了起来。我说您哭吧，委屈哭出来也是一剂药。脉象随之变柔和，郁滞减轻。

很多时候只要他们眼中泪光盈动，我都以聊天方式让他们讲述出来，引导哭出来。很多人不好意思当着我的面大哭，就是抽泣或者呜咽，其实该哭的时候用哭来发泄心中的不快，比隐忍在心里憋屈得让自己难受要好得多。

生气的根本原因

今天从外地过来一女性患者，她妹妹带来的。脉象特别纠结，喜欢生闷气。我摸脉说了她身上的症状，都点头确认。最后我看了她一眼，我说你心里太苦了，自己给自己的压力太多。

刚说完这句话，就好像直接戳到她心窝一样，她眼睛顿时红了，抽泣起来。她说："现在还好点了，我常劝自己少生气，以前我一生气，气得自己都胸闷气短。"

难怪她说睡觉前都习惯看看手机上有关佛教的文章，原来是有缘分的。我又跟她说："你内心深处就没什么真正使你高兴得起来的时候？"她说是。

我说："胸腔是人体最大空间，心主神明，如同天上太阳，你这胸腔里都是雾霾天，没有阳光，所以怎么高兴得起来呢？装的东西都是消极的、晦暗的，乌云密布。"

她说："我看见什么都很烦，唉，我就劝自己少生气，但是不管用，该生还是生。"

我说："你劝自己少生气，已经是进步了，说明你意识到了生气不好。生气的关键是你看到他们不对的地方、你不满意的地方，你才会生气。如果你看到你喜欢的人、你的恩人，你又怎么可能生气呢？

所以，根本在于你要看到周围的人的好处、优点。每个人都有好有坏，你盯着坏去看，那满眼都是坏，看到坏的方面自然是不痛快。

可是如果你换个角度，去找他们的好，逐渐你就会满眼都是好，想到坏的时候也会脑海浮现他们的好，这样你心里就会生出温暖，就不太会生气了，生气的时间也会短了。"

每个人看病就 20 分钟的时间，说得细 20 分钟真不够，可是我也只能点到为止，救赎自己的人就是自己，别人能做的都是点拨，想通了还得靠自己。

回家后，收到她给我发的微信说了一些感激的话，并说她有信心多了。她说来看诊的路上她还问自己会不会来对了，看来这次真的是来对了。

手执笔以处药方，面含笑以慰心灵，是每个大夫应该做的事儿。

三、摸与亲人的关系（当下过去兼而有之）

好几个患者，摸完脉，除了告诉他们症状，我还跟他们说：你跟你父亲的关系不是太好，这个要想办法改善。这其中跟父亲关系的不和谐有多重原因，但都会开导：父母给予我们生命，没有不爱我们的父母，只是他们爱的表达方式不同而已，多理解、体谅，然后就是沟通，要好好沟通。其中，有的人点点头；有的人沉思不语；有的人说："呀，这个您都能从脉上看出来？"要对父母生出感恩之情，才能淡化他们心中的怨恨和委屈，也才能从根本上解决问题。

又如，一个年轻的姑娘，我说她觉得自己特别委屈，人这么年轻，心中怎会有这么多埋怨和委屈呢？那只有一个原因，就是和父母沟通不好，话说了两句，还没说完就说不到一起了，不是赌气地说"算了，跟你说不清楚"

之类，就是一摔门把自己关起来。

眼看着她泪眼盈盈，咬着嘴唇。她对我说："是跟我妈。"此时她妈妈就坐在诊所，看到女儿一下哭了，而且还说是因为跟自己，一下子有点不能接受，也哭了，说："你还有什么委屈啊，吃的穿的都伺候得这么好，你还委屈得哭了？"我为了安慰这一对哭泣的母女，足足劝说了近一个小时，耽误了后面患者约好的时间。这是发生在几年前患者相对少一些的时候，我才有时间说一说。

又如，有一位中年女性患者，吃了几次药后，大部分症状都减轻甚至消失，只是胳膊痛一点变化都没有。我问她你有姐妹吗？她说没有。我说你跟你哪个兄弟不和，对他意见比较大？她一听我这么说，她说我对我大哥有很大意见，他都去世了，清明去坟前烧纸我还说了他一顿。我一听，心中哑然。我劝她：亡者为大，过去的事情都已经过去了，所有的恩怨都已经不存在了。如果我的劝导能让患者放下心中的怨恨，那她的疼痛就能减轻；如果她放不下这个执念，耿耿于怀，那么这个疼痛就会伴随终身。这已经不是医药能解决的问题，心病难治。〔注：臂为手足（亲人），比如兄弟姐妹。〕

又如，在老师那里碰到一位脖子左侧疼痛的女性患者，我没有摸脉，我问她是不是她和婆婆吵架了？她说，没有啊。我说你们没吵架？她禁不住我问，就说只是争执了几句。（注：颈即脖子，为长辈。）

跟人生气是会导致疾病的，与长辈生气更厉害，这个很多人不理解。通俗地说，有人存在的地方，就有人与人之间的关系的维护，就容易产生情感上的怨、恨、怒、恼、烦，因此可以说这些毒都容易种在体内，日积月累就会造成病痛。

与母亲之间没能解决的问题

一天下午过来一个女孩，摸脉说了她的身体症状，虽然脉象不足，但因为还年轻，除了月经问题和人容易疲乏、腰酸腿软以外，其他大问题不明显。

我抬头看着女孩，微笑着试问："你跟你母亲之间有什么问题吗？从脉象上显示你跟你母亲之间关系不太好或者说沟通不好，你的心结很重。"

她脱口而出："这个您也知道？"

我说："脉象上都写着呢。你跟你母亲的这个问题对你的影响很大，我之所以拿出来说，是因为身体的原因和情绪关系很密切。"

她说："是有一些问题，可是哪个父母是不爱孩子的呢？"

我说："你这句话说得好，你能这样想已经是不错了。你想着你母亲一分好，埋怨就有一分少。但是你现在钻牛角尖，看不到她的好，想的都是不好，你现在心态不摆正，很多问题不解决了，这个会影响你的择偶、婚姻和事业。"

为什么呢？一件事情放不下，处处放不下，尤其是跟父母。

父母为上，百善孝为先，对养育自己的人还没来得及去感谢报恩。报恩不说别的，就是对等将父母为我们做的返还给父母。

从父母生下我们，哺乳、把屎把尿、吃穿保暖，陪着学习、供养长大，不多算，13～18年，我们还给父母同样一个细心的13～18年的照顾，这个不多吧？可是很难做到。

这方面我们还没有付出不说，在内心却容易因为一些不好的事情产生怨恨。我们还没有记住多少恩情，记住的都是自己的委屈和不满。

　　这个怎么可以？虽然在那个年代对于生活在其中的我们而言，不是愉快和开心的，但是现在长大了，就要懂得感恩和将心比心。如果心中没有阳光，逐渐阴暗，阴物质的东西太多也是致病的，而且是影响命运的。

　　阳物质的东西才是幸福指数高的，为命运带来富贵的。

　　只愿我的开导都不是白白的浪费。

　　有一天我看到这个女孩微信圈发的文字和图片：回家去看妈妈。

　　为她点赞，迈出了很艰难但是很有力量的一步。

四、摸疾病的发展趋势（未来）

　　因为个人体质不一样，疾病的发展趋势对于每位患者来说也是不一样的，无论对于哪位患者而言，如果她或他与大夫有缘，这位大夫从脉象中发现患者是在饮食、起居、情绪中哪个方面出了问题，导致身体出现病势，采用话疗（通过聊天打开患者心扉，让患者把苦水倒出来，再得到心里的释然），并在生活饮食上给予及时的纠正，同时用药物进行调理，把很多将来可能出现的问题，甚至是大问题在这个时间点上截断，减轻或者逆转他们的病情，对患者而言是很有福报的，对大夫来说也是功德无量。

　　有的人脉象是痛风脉。问：得过痛风或者尿酸高吗？一部分人知道，一部分人根本不知道，也没有发作痛风。疾病的发生都不是突然的，而是长久潜伏积累的，积累到一定程度在一个诱因之下就发生质变，于是就产生了症状、器官实质性的改变、指标的超标。如果提前治疗，就可将疾病趋势在发展初期予以纠正。当然前提是患者的信任，他相信你摸的脉是准的。

有的男性，一摸脉就是早泄，晨勃很少，没有欲望。虽然不鼓励房事，但是育龄期的男性还是需要及时调理，另外非育龄期的男性反映出的是身体不健康的状态，男性属阳，晨勃是正常生理现象，并非只限于房事。另外，有些男性一摸脉就是精子活力不足，畸形率高，甚至少精。等到求嗣的时候过来，一问就准。其实提前预防和调理更为重要。同样，女性宫寒血少，早点调理，不必等到要备孕的时候怀不上再来调理，既耽误时间又加重心理负担。

前列腺增生完全可以在增生或肥大之前进行干预。当然饮食不合理，嗜食冷饮茶酒也是帮凶之一，要改变这种嗜好，才能有效治疗。很多人都是等老了出现小便等待、不畅甚至点滴不尽，又或者膀胱结石造成小便不畅等，才进行治疗，这种疗效是很微弱的，只能进行手术，而术后效果未必理想。

有的人一摸脉心脏功能比较弱（冠心病形成早期），有的人已经出现心区不适的症状，有的人什么也没感知。嘱咐去做心脏彩超检查，拿报告过来显示二、三尖瓣反流或者舒张功能减退十有七八。虽然西医并不认为这是心脏病，但是随着年龄增长和阳气损耗的加重，发展趋势都是冠心病、心肌梗死。明明可以提前在病程萌芽就遏制，为何非要等到疾病形成后去做手术？

有的女性，一摸脉就知道她有乳腺增生、结节，这时候要到医院查一下级别，千万别讳疾忌医，等到恶性病变发展到 4 级（癌症边缘）才去查。早期轻微的时候（1～3 级）不应该不当回事，应该预防和治疗，纠正心态和情绪，从"心性"上改变。

有的围绝经期女性，摸脉发现有子宫肌瘤。我说您知道您有肌瘤吗？她说知道，医院大夫说没事，随着停经卵巢、子宫萎缩，会慢慢变小。错！这个观念是不完全正确的。理论上应当如此，但是疾病并不按照理论去生长和退化。很多绝经后的老年女性，还能查出子宫肌瘤长满了子宫！中医认为，一物一太极，凡事都有两面性。如果围绝经期女性的子宫肌瘤本身比较小，之前肌瘤增长又比较缓慢，那随着绝经后天癸（雌性激素）的衰退，肌瘤等确实会萎缩。但是如果增长速度比较快，超过卵巢萎缩的速度，而且盆腔又是一个寒湿之地，则肌瘤的长势丝毫不会减慢，反而加速进行。这些也都是可以早期预防的！

很多人等到得了病才知道去治疗，从来没有想到过预防或者提前治疗，而且这种时候疾病的预后往往是不好的。还有很多人害怕生病，对疾病很恐惧，如当他得知周围有一个人得了癌症，震惊之余就会把自己的症状跟这个癌症患者去对比，然后疑心自己是不是也得了癌症，时常不自觉地生活在一种恐慌之中，心神不宁。其实，比对的不应该是自己的症状和癌症患者的症状是否相同，应该比对的是自己有哪些不好的作息、饮食习惯和情绪上的问题与癌症患者是一样的，然后加以调整和改正，有些病症完全能够避免。

已病：对已有的病症进行治疗，解除当下疾苦，并且能有效减缓或推迟将来病症的发作。

这是所有大夫正在做的事情，用一切办法对当下的病症、痛苦进行治愈或缓解。

第3章

中医心理学——脉象上的心理情怀

人活在世上都是不容易的，难免有各种压力：来自领导的、长辈的、朋友的、夫妻的、孩子的，有各种情绪：愉悦的、沮丧的、伤心的、郁闷的、不能释怀的，各种精神状态：积极的、消极的、抑郁的、焦虑的、狂躁的，这些都会对一个人的心理的积极和消极、忧伤和快乐产生很大影响，同时也影响这个人的身体健康。

中医自古就有"怒伤肝、喜伤心、忧伤肺、思伤脾、恐伤肾"的说法，把喜怒忧思惊恐悲的七情致病归纳清晰，对应五脏。

《黄帝内经·素问》有云"上工治未病，中工治欲病，下工治已病"。现在，通常大夫做的治疗工作都是第三类：已病，就是治疗已经生病的人，如癌症，已经得了癌症才去治疗。绝大多数人都是有症状出现才去寻求大夫的治疗。

而"上工治未病，中工治欲病"，即治病于无形。说的是高明的医生能够在疾病未发之时及早发现端倪进行干预，防微杜渐，使得疾病在萌芽状态就得到截断。治未病的大夫做了这样的事情，或许患者根本就不知道自己已经得到"救治"，当然或许更多的人是不相信自己得到了救治。

扁鹊三兄弟的故事中，扁鹊以"能活人命，治死人，医白骨"而闻名于世。但是扁鹊却说最厉害的不是他，而是他哥哥。他哥哥在患者有大病趋势之时就及时进行治疗，而不让大病发生，所以他哥哥才是最厉害的。世人只觉得救人生死才是最厉害的大夫，而扁鹊哥哥治疗的却是"未病"。这个故事大家可以从网上搜到。

大夫与患者接触的时间非常有限，就诊的时间也不会太长，如果大夫从患者脉象上就能了解患者的心情和心理、疾病的发展趋势，则可以从"心神"论治疾病，不仅治疗"已病"还可治疗"未病"。如果一个大夫能够这样做，他一定是良医，他的患者也是有福之人。

上工治病要从心入手。对于一些普通内伤疾病，如果只停留在症状层面，则愈后易复发。

尤其是针对一些大病，也许生命在这个阶段身体和内心都受到了重创，甚至目前的医学水平并不能真正有效治愈，而这些疾病的根源却是因为缺少一份爱，或者是因为对某个人的怨恨，又或者是因为一份深深的愧疚和遗憾，又或者是自己暴躁的情绪……这种情况，不能只停留在症状表面，应该进行一次深度对话，心与心的沟通。当然，这是不容易的。治病的大夫又应多学习些心理学知识。

第 1 节　儿童心理脉法

童年是人性格、人格，以及体质的形成时期。

虽然我不是专门看儿科，但我这里也着实来了不少孩子，从孩子的身上都能看到父母的健康和性情。孩子只是一个缩影，毕竟他们都是来自生养的父母。

从孩子身上也能知道父母或者祖辈的身体情况，是否有中风脑梗、心脏问题或者癌症问题、母亲月经问题及父母性格等。

孩子的问题都比较单纯和简单，也比较好治疗。可是有些反复生病的孩子，父母也不清楚到底是哪里出了问题，其实根源通过摸脉就知道了。

所以我认为大夫能掌握儿童心理脉法是很重要的。医者仁心，碰到这样的孩子，心中真是不忍，摸脉的同时，真是感同身受。

仿佛我的手搭在孩子脉上，我就读懂了他的内心，太多的委屈和不解、太多的渴望。有的孩子因为缺少父母一方的爱而伤心或自卑，有的孩子因为在学校和伙伴闹别扭或者被欺负而心情郁闷，有的孩子因为父母严格的斥责而郁郁寡欢，有的孩子因为父母对其与另一个孩子的不平等对待而伤心难过，等等。

孩子生病不难治，看儿科的好大夫也很多，但是通过外在的疾病去洞察并治疗孩子心结的人却很少。

治疗孩子就几服药，但是同时应跟父母沟通一下，让他们更了解自己的孩子，对孩子的成长和健康来说都是增益。孩子的病很多是心病，或者是父母的问题投射在了孩子身上的。许多人都说孩子小，哪有什么心事？其实并非如此，孩子什么都懂。

父母及时调整孩子内心所结：聆听孩子、陪伴孩子、相信孩子，不仅能使孩子身体更加健康，心智也会更加健全，成长也更快乐。

我们打算生养孩子的时候，就应该思考：我想给予孩子什么，我打算把他培养成什么样的人，人生宗旨是让他快乐、正直还是让他成才。这一点很重要，将来是三条不同的人生道路。快乐：就多玩耍，不可求学业和将来出人头地；正直：就多教导品行的端正、为人的正直，可能玩耍就少，教条相对多一些；成才：那孩子可能各种学习就比较多，压力比较大，玩耍的时间会很少。孩子不是充话费送的，他的到来有父母的责任，他的成长也有父母的责任。

人生不过一次，童年不会再有。一个相对更美好的童年和相对更幸福的成长，便是我看儿童病的发心和愿望。

小故事之一

一个缺少父母爱的孩子，一种寄人篱下的怯情

一个9岁多的女孩，是经一个老病号介绍后由爸爸陪着过来的。女孩长得很有灵气，看起来有点内向，但是一问一答条理清晰，是个很好的苗子，好好培养，将来是不错的。

摸完这个孩子的脉，我的心里就冒出前面标题的半句话。而且她内向、不自信、孤独感，对抗父母，而且她有一颗受伤而脆弱的心，这个是让摸脉当下的我有点心痛的。直到今天写下这个故事，当时的情景还历历在目，记忆犹新。

摸脉的时候我就问她是不是容易头晕，食欲也不太好，爱生闷气，生气了不太想吃饭？是不是肚脐周围容易痛？夏天吃凉的多？大便干？身上容易痒？睡觉爱踢被子？我笑着问，是不是还有时候一个人偷偷地哭？

孩子都回答是，并且还详细地告诉了我什么情况下容易头晕、肚脐周围痛的时间、大便干燥的情况。一问一答流利，逻辑清晰，也没有什么胆怯或者害羞。

我就给她开了药方，并且跟她说："阿姨给你开的这个药有点难喝，但是对身体有好处，有点苦你能喝吗？"她很爽快地说可以。

我心里对这个小姑娘有些喜欢和好感。我跟她说："你在学校受了什么委屈，记得回去跟爸爸妈妈说说，你心里会好受点。"女孩没说话，她爸爸接过话说孩子从来不跟他们说学校发生的事情。

我把孩子支出去，让老病号带着孩子去抓药。然后我问孩子爸爸孩子是不是小时候跟父母分开过？

这位爸爸看着我，愣了那么几秒，迟疑地回答说是。并且说，她现在就在外头住，每个周末才回家。

我说，这个孩子很聪明，好好培养还是不错的。孩子脉象上很多委屈，明显缺少父母的关爱，还是尽可能把孩子接回来住在一起，要不然太孤独，对她成长不好。我接着说，我们每个人都有小的时候，您小的时候如果不跟父母一起，心里肯定也特别难受，是不是？

她爸爸看了我一眼说："我也知道，但我们也没有办法，这是她自己的决定。以前住通州，现在搬到这边了，孩子上学太远。我就问她了，给你两个选择，一个是回老家，一个是不能跟我们住一起，要住通州。孩子选择了住在通州。"

我沉默了一下，孩子这么选择肯定有她的道理。如果选择回老家，离父母不是更远？选择通州，至少和父母都在北京，而且每周还能看到父母。

我又问："她在通州住哪里？"

她爸爸说住在一个同学家里。我沉思，虽然年纪相仿，也有习惯上的不同，虽然是好朋友，难免也会意见不同。而且住在别人家，难免觉得不自在。有道是"金窝银窝不如自己的狗窝"，自己家里更自在。

我问她爸爸："您没发现孩子显得有点孤僻，不爱说话，还比较固执？"

她爸爸说："是啊，一回家就跟我们对着干，不听话，也不爱说话。"

我想这明显是对抗行为，便问："她还有个弟弟？"

她爸爸说，有个 1 岁的妹妹。

我就明白了。1 岁的妹妹肯定吸引到爸爸妈妈更多的关注和照顾，所以她有一种不受关爱的感觉，她的对抗行为也是为了得到爸爸妈妈更多的注意。一旦她觉得父母不爱自己的时候，就会忽略是因为妹妹更小、更需要父母照顾这个事理，而固执地认为，就是不爱自己。

所以我又开导爸爸："想办法一定要把孩子接回来住在一起。中国人不像外国人把'爱'挂在嘴边，每天见到孩子都说我爱你，而是用行动去表示爱。也许这个行动只是为了挣更多的钱，为孩子吃得更好，住得更好，有钱读书，都是为了孩子。但是这个想法和行为是大人的，孩子根本不会这么想，也不理解，因为孩子的第一需求和最高需求就是与父母在一起。不能和父母在一起，不能得到父母的爱，给她什么也不是她需要的。"

这是一位在北京打工的父亲，早出晚归，言谈之中知道他是位明事理的父亲。我能做的只有这些，至于最后父母能不能和孩子在一起，要看她的父母，更要看她的机缘了。做父母也是很不容易的，养活一家人，拉扯孩子，还要学会小心翼翼不伤害到孩子的心。

中国人不表达爱吗？不是的，历来中国人从来都不爱告诉孩子"我爱你"三个字，但骨子里都认为爱孩子是毋庸置疑的。所以孩子也不知道父母到底爱不爱自己，只能从父母的行为上去"猜"。如果是"猜"的，那就有很多不稳定因素，今天父母对自己好，便会觉得是爱自己的，明天父母严厉了或者兄弟姐妹之间发生不公平的对待，便会觉得是不爱自己的。

孩子的脉：双寸变脉，双关郁滞，双尺正

舌：舌根低洼，中焦隆起，舌尖缺失

磨牙、说梦话，皮肤稍干燥

小故事之二

一颗胆怯的心、一个不知道明天谁关爱的孩子

这个孩子也是经别人介绍，由爷爷奶奶带着从河北过来的。7岁的男孩，朴素、可爱、偏瘦。伸出的舌头上很多红刺凸起，舌头上膻中区域有川字形裂纹。

爷爷奶奶很年轻。这个男孩的名字很好，很文艺范儿还带着一股诗意，和大文豪同名。我说这名儿挺好，问名字谁取的？奶奶说是爷爷。爷爷腼腆地笑着点头说生他的那天下着小雨，就这样取了。面对这个小孩，我跟他说："把手伸出来，这样放好，让阿姨摸摸小手。"

孩子很配合，摸完脉，我笑着对这个小男孩说："你这么小年纪怎么心事重重？"

他奶奶接过话说："是，这个孩子心事重。"

童真无邪的年龄，本来应该开心快乐，哪来心事重呢？

摸完脉我问他："不爱吃饭，爱吃零食，喜欢喝甜水，是不是？容易头晕、容易感冒、天热爱踢被子、盗汗？大便干？"

孩子没说话，都是孩子奶奶在补充："就是不爱吃饭，不长个儿。也不爱喝白开水。小时候容易发热，每次一回她妈那儿就生病，我们就得接回来。小时候输液输了三四次。他不爱说话，不言语。大便二三天一次，干。"

我对孩子说："你现在长身体，多吃点饭才能长得高，长得快。"

我问爷爷奶奶："孩子没跟父母一起住？"

他奶奶说："住，住不到一起，一回去他爸就打他，他爸脾气不好。他妈也不管他，就接过来跟我们住一起。现在都跟我们住。"

我对爷爷奶奶说："孩子肯定很需要爱，还好爷爷奶奶照顾孩子，您们要多关心他。孩子也挺不容易的。"

奶奶接着说："哎，我也做的不好，我总打他。"

我说为什么啊，他看起来挺乖的。

奶奶说："还是挺乖的，懂事。就是不好好吃饭，他不吃饭，我就打他。"

我赶紧对孩子说："爷爷奶奶是心疼你，看你这么瘦，又不好好吃饭，你正是长身体的时候，奶奶着急了，没有办法就只好打你，你知道奶奶是为了你好吗？"

孩子点点头。

我把孩子支出去，对爷爷奶奶说："你们是很爱孩子的，我能看出来。但是孩子压力太大了，你们想想，一个小孩，他头上又有爸爸妈妈，还有爷爷奶奶。爸爸打孩子，妈妈不管孩子，孩子本来就很难过了，好不容易跟着爷爷奶奶一起很温暖，觉得跟你们亲，您还为吃饭的事情打他。本来是为他好，关心他，可他是孩子，他不懂吃饭是为他好，他光知道打是疼，是不喜欢，他得多伤心，您说是不是？您好好跟他讲道理，他肯定能明白。"

奶奶略有所思，片刻之后很有决心地跟我说："嗯，我以后再也不打孩子了。"

我们每个人都有童年，我们小的时候都希望有父母陪着一起玩耍，得到更多的关爱。

对我来说，孩子的病都不是什么问题，小处方调理孩子脾胃，胃口肯定能开，吃饭也会多一些。正在长身体，胃口好了，身体也会壮一点。

可是，所有人都需要爱，孩子更是需要。好不容易有个爱孩子的爷爷奶奶，我不想让奶奶这么个好心在孩子身上留下爱的遗憾。他很容易会觉得自己是个爹妈不疼、奶奶不爱的人，对他幼小心灵的成长极为不利。现在这个孩子都很胆怯自卑，无依无靠的感觉，谁对他好他肯定知道，也会内心温暖。要不然，随着年龄的增长，这种缺少关爱的生活会让孩子越来越孤僻。

所以，如果在看病的时候，我能够说点什么或者做点什么对孩子有益的事，我是愿意的。小小的一个举动，也许带给他们将来是不一样的生活。虽然我对此不得而知，但尽力就好。

孩子的脉：左寸变脉，右寸滑有力，双关郁滑，双尺沉坠

一个用叛逆和顶撞来维护自己内心的孩子

这个孩子跟着爸妈一起进来,我给孩子摸脉,我一边摸脉一边想:孩子脾气可是有点大,爱顶嘴、固执,外向活泼、乐于助人、容易头痛、流鼻血、嗓子不舒服、鼻炎、不爱吃饭,排便不好,睡不好觉,容易生气。

于是我将孩子身体情况说出来,我说一句孩子的身体情况,他妈妈马上接一句茬,不给孩子回答的机会。比如我说孩子很聪明,就是性子比较着急,容易发脾气。他妈妈便马上说:"他脾气太大,一点不顺心就发脾气。"孩子马上大声地顶回他妈妈一句:"什么我发脾气,你还不是老发脾气。"然后他妈妈又大声争辩一句:"我发脾气还不是因为你不听话……"就这样周而复始你一言我一语地来回争执,而且嗓门都很大。孩子爸爸在一旁没有说话。

这个针尖对麦芒一下打破室内祥和安静的气场,让我感到有些不舒服。我有心打破这个不舒服的气场,夸赞和鼓励小孩便是打破这个气场的钥匙。

这是一个 10 岁的男孩。10 岁的年纪已经是什么都能明白,而且很有自己的主见,是一个已经能够用自己的思维去判断对错的年纪。显然,他用他的顶撞的态度回复对他妈妈的不满,用顶撞的语言来表达他内心的看法。

这个孩子缺少安全感,却少被关爱。事实上也许他并不缺少来自父母祖辈的爱,但明显他是用这种冲击性的语言来发泄他的抱怨,而且是不自觉、下意识的。

　　我很快就明白了他这种心理的来源：他亲爱的妈妈因为生病而不得不离开他，去外地休养，把他放在祖母家。所以这个孩子应该是很少看到他的父母。一个长期与亲生父母失联的孩子，已经觉得很委屈、很孤单了。多少爱也没有陪伴来得重要。多少言语上的约束和管教，也没有父母以身作则的言传身教来得更好。

　　如果因为疾病或因为生计等等，父母和孩子不得不分开，那么相聚的时刻会显得更加的短暂，在这短暂的时间里，父母亲很容易用语言去关心孩子，包括纠正他的言行举止、生活习惯。但是这种用语言纠正表达的关心顿时就变成了一种呵斥和管教，不仅不能让孩子感觉到爱，还会产生抵触和厌烦。这短暂的相聚本应该是一种爱的氛围，温馨的画面，却因为训斥和顶撞变成了争吵，而闹得不欢而散。

　　这种情形是很多父母都会忽略的。身在其中，而不能自觉，只有把这种情形当作一幅画面放在自己眼前，自己作为旁观者去看，才能明白其中。

　　我举个例子：就好像时下陪孩子写作业会让很多家长从一个性格温和的人立刻变成歇斯底里的人一样。孩子与父母分开一天，晚上相聚在家，陪伴写作业，本是个温馨的画面，可是怎么就瞬间变成了战场了呢？孩子做作业磨蹭、太慢，是我听到的最多的。这样就会产生很多抱怨：你怎么写作业这么慢？有你这样写作业的吗？

你就不能好好写作业？等等。这是消极的抱怨，不仅不能加快孩子写作业的速度，还会让孩子更加拖沓地写作业。为什么？这是孩子的消极抵抗，无声的反抗：我就这样了，气死你。

我们来看看，这些话语有温度吗？没有！有爱吗？没有！那为何不能鼓励孩子：今天作业很认真、很快，妈妈表扬，后面都要这么快速地写，8点写完了可以玩1小时。孩子会很有动力，而且还能尝到玩耍1小时的甜头，他肯定更容易接受。这就是激励的效应。双方都很愉快，也不会影响身体，还维系了家庭温情。

回归话题。我对孩子妈妈说："你家孩子挺懂事的，自己很独立。"他妈妈顿了顿说："是啊，我儿子这方面特别棒，自己能够做得很好，他会……"他妈妈列举了一些家务活，结果他儿子听到这里大声对他妈妈说："妈，我怎么从来都没有听见你这样夸我啊？"孩子内心很高兴。这也说明，他妈妈平时生活中很少有夸奖、赞美和鼓励孩子。孩子很需要这些。

孩子性格会继承父母性格中的一部分，孩子都是父母的复印件。孩子的体质也会继承父母的体质，孩子都是父母这棵树上的果实，苹果树只能长苹果，不会长桃。家庭氛围是孩子身体体格体质形成时期，是孩子是非观、生活习惯、人生态度、人生格局形成的重要时期，将来的一切都与成长有关。

中国父母不太擅长赞美孩子，有时候是以挑毛病的习惯去"鼓励"孩子做得更好。但孩子毕竟是孩子，他不知道这是用另外一种方式"促进"他。他需要得到别人的认可，尤其是父母对他的认可和肯定。

有时候父母的夸赞、认可比什么都来得更为重要，这才是父母让孩子建立起自信心的美好开端，这也是孩子愿意在以后的生活中做得更好的原始动力。

当父母也是人生第一次，可以学习改进，让自己做得更好，让家庭更温馨。

孩子的脉：双寸偏滑而有力，双关郁滞

小故事之四

一个外表坚强懂事、内心孤独缺少爱的小孩

一个年轻女性带着一个 8 岁男孩过来就诊。

当我把手放到这个孩子的手腕上时，心中一惊：又是一个缺少爱的孩子。我内心琢磨着怎么跟孩子和他妈妈开启话匣子。

我看是专门带孩子来调理的，便问问孩子妈妈是谁介绍来的。这个年轻女性说："我是他姑妈，他妈妈有一次在你们诊所对面饭馆吃饭，无意中碰到一个孩子家长，人家介绍的。他妈妈就约了一个号，让我带他过来。"

我心想：餐馆偶遇别人推荐就过来就诊，缘分很深。这种情况我就要好好开导一下这个孩子。

我说："这个小孩脸色不好，晦暗，一点光泽和红润都没有。"

我问孩子："宝宝，你有时候要这样深吸气吗？"我做了一个

动作演示给孩子。孩子点头说是。

我说："你胸口，这里痛过吗？"

孩子说是，有时候痛。

我说："你有时候头痛，肚子胀吃不下饭，大便不畅快，是不是？"

孩子都点头。

我对孩子说："你心事太重了，这么小承受这么多东西。你在学校或者心里有什么不开心要跟你姑妈或者你妈妈说。"

我说孩子性格比较内向。

姑妈说："孩子回家都说的，不内向。"

我说："他说的都是无关紧要的事情，他的心事都不会说的。"

孩子接着说："是啊，像我什么什么事都没告诉你。"

我小心翼翼地问他姑妈："孩子的父母是不是不在一起？"

姑妈说："是的，孩子爸爸在老家，妈妈在北京，但有时候经常不在。"

我问："孩子谁带？孩子跟谁长大的？"

姑妈说："现在是我带，他妈妈在就他妈妈带。之前还姑奶奶带。"

我说："宝宝，你想你爸妈你就给他们打电话。"

他姑妈说他从来不打。

我说，他心里赌气呢，其实很想。孩子肯定心里想，我父母都不给我打电话，不关心我，我干嘛给他们打……

我说孩子才这么大，就经常是不同的人带，心里肯定特别没有安全感。

我摸摸他的头，说："但是你要知道，陪伴你的人都是爱你的，你千万不要觉得没有人爱。"

我对他姑妈说："你转告他妈妈。"

我对孩子说："阿姨交代你一个任务，你吃药期间观察你深吸气、头痛、大便、睡觉等有没有改善，吃完药再过来，阿姨给你调一下药。"

孩子说没问题。

非常懂事的孩子，外表看一点不让大人操心，内心很能忍耐。但是年龄毕竟只有这么大，很多事情还是很无助的。

对孩子来说，什么是爱，陪伴在身边就是最好的爱。

第 2 节　成人心理脉法

无论我们现在多大年纪，我们的生命阶段中都应该有襁褓中父母的悉心照料，孩提时父母的陪伴、玩耍和疼爱，青少年时父母的呵护和照顾。

可是在人的成长过程中，从 3 岁记事到 18 岁左右读大学的这一段时期，不是每个人都有幸能够得到上述全部的那些爱。命运的"缺失"给我们带来情感上的遗憾和伤感，甚至是"痛"和"恨"，但从另一方面不得不让我们感悟到这就是"人生"，因为人生没有完美，充满了五味杂陈，它的不完美才是常态：有悲欢离合、喜乐伤悲、得失。

在这段重要的成长参与中，父爱或者母爱的缺失，都是一个心灵的伤害、一个特殊性格的形成、一些不好脾气的根源、一些对待婚姻和爱情的不同态度的产生……

可是，有些事情是无法顺和人心所愿，有的父母为了生计不得不与孩子分开，因为有收入才能养活孩子，才能给孩子提供富足；有的父母感情不和，无法长久一起生活，只能分开，而分开必然造成孩子与父母一方的分离而缺少爱；有的父母一方生病或遭遇事故，孩子不能享受父母一同陪伴成长。

所有的一切，都让我们内心逐渐成长，慢慢学会去理解、去包容、去放下、去原谅、去更好地生活、去更好地爱，爱自己和爱自己将来的孩子。

"过去"这两个字说明事情已经过去，现在和将来的生活才是我们可以期待的美好。原谅别人，是给自己内心一种释放和释怀，从另一种意义上说，原谅了别人才能放下这一段过往，才能放过自己，让自己不再苦闷和委屈，不再耿耿于怀，更好地接纳自己，拥抱生活、拥抱明天的幸福和美好。

小故事之一

无论多大，父母的爱，是我们内心永远的渴望

今天这个 40 岁的女子是看了我写的书《我与中医的机缘》，然后找到博客再找到公众号预约而来。摸脉：告知月经量少。她说量少，而且还几个月没来了，最近两年每年只行经 1～2 次。告知后背怕冷怕风、酸痛，耳鸣，记忆力差，情绪低落，想哭。她说心情还好吧，不太低落。我说那我换一个词：高兴不起来。她说是的。我说你心里太没有安全感了，太纠结。她想掩饰。我说这个脉如果还不纠结，那是不可能的。随后我在她膻中处找到了条索状的结节。

我说你心思太重了，心脏也不太好，你父母谁心脏不好？她说都不好。

这是一天中倒数第二个患者，我很快就要下班了，也很疲倦。

我本来没打算说这么多，看她表情，我就直接脱口而出了："你太没有安全感，心里一直很委屈也很孤单，这种孤单来自小时候。"她说她觉得还好啊。我说："你就别不承认了，你积攒了多少年的委屈。你小时候跟你妈妈分开过？"

她看了我一眼，说："这个您摸脉都能知道？"

我说："是啊，你的成长及环境对身体的影响，身体的情况都写在你的脉上。"

我继续说："就是因为你小时候跟母亲分开，所以从小就没安全感。"

她动情了，眼睛里流淌出了泪水，鼻尖发红。

我给她抽了张纸巾，我说："不管什么情况，母亲都不愿意跟自己孩子分开，当时分开了，一定是有不得已的苦衷。这个你一定要知道。"

我问她："你有孩子吗？"

她说有。我说那你更能理解这种情感。

她说她现在理解了，已经放下了。声音有点哽噎。

我说你并没有放下，你内心问了自己一千遍，为什么是我？为什么我这么倒霉？

我问她跟父母现在有联系吗？她说联系得少，呆在一起总觉得别扭。

我说这是因为你内心有疙瘩没有解开。你没有真正敞开你的心灵去接受他们，一直有隔阂。

她说自己是姥姥带大的，初中时父亲把她接回家之后，大姐读大学远行，二姐要高考，她妈妈认为她姐姐马上要考试了，她应多干点活。家中的活全是她一个人做。她心里很委屈。这点我完全理解。好不容易回到父母的怀抱，还没有享受到父母之疼爱、家庭之温暖，就承担了家里所有家务，内心一定觉得不公平。我问她家有几个孩子，她说4个女儿，她最小。所以更能理解她。她小时候心里一直在问：为什么是我？所以这个结解不开。

我告诉她："过去发生的事情不管如何，这也才有了我们每个人不同的命运。过去的事情我们无法改变，我们能改变的是现在和将来。你只要认可一点，就是父母亲离开你把你送到姥姥家，一定事出有因。另外退一步想，你有姥姥的爱，有吃有穿，至少他们没有让你流落街头，忍饥挨饿。虽然我举的例子不好，但是也有这样的命运，我们不能往上比，往上比心里难受，但是可以往下比，心里才会生出温暖。要感恩父母，他们生养了我们，虽然有很多不足的地方。

在你内心，你一直渴望他们的爱。当你对别人付出爱，你才可能收到爱。如果双方都等着谁去主动，那恐怕结果是不遂人愿的。你父母年纪已经大了，跟他们相比，我们是年轻的。改变他们已经很难了，但是我们可以改变自己。

你渴望他们的爱，你要试着去爱他们，表达你对他们的思念。母亲节快到了，你可以打个电话，或者亲自回去一趟，只是告诉他们，真诚地告诉他们：爸妈我想你们了。

你内心深处的疙瘩一定要解开，一定要在父母有生之年把你的情感表达出来。一旦父母离世，你将会多么遗憾，所有的事情再想做都不可能了。你一定要真诚地问候他们，告诉你想他们了。人最柔软的就是内心真挚的情感，只要是真诚的、发自内心的，一定可以打动人，可以共鸣。"

我自己说的都快要哭了，有一团气略微哽噎在我的喉咙。我调整了一下自己的情绪，继续说："你内心的疑问可以询问父母，但是不要质问。一旦质问，事情会往不好的方向发展。你先说你现在的思念，小时候的思念、孤独，慢慢过渡到询问父母，当时是不是什么不得已的原因必须分开。"

她说原因她已经知道了。我说你知道了，那也是不得已的原因。

她说："朱大夫，我能再跟您说点事儿吗？"

我说："下次再说，你先把我跟你说的消化了。该做的事情一定要做，不要拖拖拉拉，最后不了了之，没有意义。"

她很开心地说好。

我期待着她的行动和她的改变。我们，现在不管多大，小时候内心深处渴望的父母的爱，缺少的那份爱，一定在父母有生之年找回来。

小故事之二

中国式的爱：爱之深，责之切

这个小伙子是来复诊的：入睡转快、痘痘明显减少，额头上的痘痘基本消失，两颊没有长新的痘痘，但是鼻子还不太舒服。

依旧摸脉，摸着摸着让我内心感叹啊。我问他是不是也吃了凉的，他笑了笑，我说原来跟你女朋友一起吃的。刚才我摸他女朋友的脉，胃关微微透弦，上次没有这样，我便问她这次胃怎么这么凉？是不是吃了冰激凌？她说："这个您也能摸出来。"我说："是呀，不让你吃，你还吃，对你身体不好，可不能再吃了。"

继续摸小伙子的脉。我说："你过去太贪凉了吧？"他说是，不过现在好多了。我说："你肠道寒湿太重了。"

继续摸脉，我自然而然地问他是否怕黑。他说他从小就怕黑。我说："小时候担心太多，一直很害怕，你跟你爸爸沟通不好啊。"

他说是，他和他的爸爸没法沟通。

我问："你爸爸脾气很大？"

他说："是，我们说不到一起，稍微不合意就发脾气，好像这么做也不是那么做也不是。"

我问："你们来往多吗？"

他说："其实也住得不远，来往不多。我爸跟我说啥还让我妈妈给传达。"

我说："父亲的爱不一样，也许并不温柔。当然我们每个人都喜欢温暖柔和的爱。你家就你一个？"

他说还有两个姐姐。

我说："你爸爸对你姐姐怎么样？"

他说："比对我好。"

我说："你没懂你爸。你爸肯定是急脾气。他老批评你有一种督促你前进的意思，当然方式可能不对。但是中国式的父爱，有一种就是责，责备的责，爱之深责之切。你爸希望你更优秀，所以对你期望大，责备就多。"

他沉默了一下，说也许吧。

我说："有时间还是回去看看你爸，从他的角度理解他对你的爱。"

小故事之三

妈妈的爱无可替代

这是一个产后出月子不久的年轻妈妈，人很温和，先生陪同一起过来。我摸脉后问她心情是不是有点低落，是不是有时候会莫名哭泣？最近哭过吧？有时候还很心烦？她说是的。她先生补充说她从没大声发过脾气。我说是的，心里烦，但是能够忍耐和控制情绪。我说奶水也不足、腰酸痛、气短、胃口差吃饭也不香、后背痒、身软无力等。

后来我问她："你小时后和你妈妈分开过吗？"

她说："何止分开，从来没有在一起过。"

本来我不想问，这个年轻妈妈已经有时默默哭泣了，再一问，更增加她的伤感和难受。可是我还是忍不住问了，因为我想旁敲侧击化解一下。

我说："你的哭泣是感同身受。你每天这么辛苦地照顾你的孩子，寸步不离，不辞辛苦，睡不好觉，静静地看着孩子睡觉就开心。但是你想到自己的妈妈，你从没和她生活在一起，你不知道你小的时候她是否也是这样照顾你……"

话说到这里，这位年轻妈妈已经止不住地哭泣。我说："你看，你现在也当妈妈了，你也能感受到你妈妈生你……"她哽咽地接过话说："朱大夫，我知道，我生孩子的时候，从阵痛到分娩时的疼痛，那份痛就让我想到我妈。我就想我妈这么辛苦地生下我，我也应该感谢她。"

这是个明事理的年轻妈妈，她从她生孩子那份苦，就原谅了自己的妈妈。她试图从任何角度去说服自己，可是她解不开那份由来已久，藏在自己内心深处的疙瘩。

她一边擦眼泪一边告诉我，她现在这么大，也当妈妈了，她知道当时妈妈离开自己也是有苦衷的。纸巾抽了一张又一张。她先生柔声地和她说让她别哭了。我说哭吧，哭泣也是一种释放，有时候哭泣是一剂良药，我还专门写过这样一篇文章。

她说："我妈妈来照顾我坐月子，我很感激，但是不知道为什么我妈说的话我总是听着不舒服。"

我说："是啊，因为你心里有隔阂，隔阂阻挡着你和你妈妈，你有机会和你妈妈好好聊一聊。"

她说:"我们也聊,我也知道了当时为什么离开。"

我说:"这些你做得很好,你的心结没打开,是因为你要在合适的时候讲述给你妈妈,你因为从小没有和妈妈在一起,有多么思念她,心里有多少委屈,心里有多少不理解,即便你当了母亲,你可以包容、谅解、明白,但是你内心因此产生的疙瘩、从小积攒的委屈,这份心里的苦,你要告诉你妈妈。我想她并不知道,或者不知道如何表达。你需要的是向你妈妈倾诉出来,不是其他任何人,哭一顿,然后母女拥抱,就可以冰释前嫌。"

缺少的,只是这样一份对妈妈的倾诉。隔阂会在泪水和拥抱中化解。爱会再次回来,温暖地融化两颗心。妈妈的爱,无可替代。

小故事之四

父爱,为何偏颇不公

这是一位老先生来就诊。摸脉的时候因为说中了老先生的主要症状:头晕眩和胸口发堵,所以比较相信我。老先生去年发作一次剧烈的头晕眩,人起不来,在医院检查一切正常。三个月前又发作比较剧烈的头晕呕吐。而且平时就很容易头晕,主要是左侧头晕,伴随眼睛模糊。

通过谈话了解到,他看了不少中医没有治好,最后他发现治好了这里,那里又不舒服了,最后连他自己都能摸索出大夫几个方子里常用药，然后自己买来吃，虽不甚有效，但也没有让他不适。我赶紧纠正了老先生的这种错误行为。

在我的手搭上老先生脉搏的一瞬间，我发现老先生缺少父爱。本来这个问题我不准备说，看诊时间有限，一扯远了很容易超时。在接下来摸脉中，我发现老先生心结特别重，而且就是因为缺少父爱，心里郁结不解，可能这就是一个心病，会导致很多身体问题。于是我顺口带了一句："您脉象上缺少父爱。"

这个老先生看了我一眼，眼睛透出一丝惊慌。然后什么也没说。因为陪同来的有老伴儿和女儿。结果第二次复诊这个老先生自己进了我的诊室，第一跟我说吃药有效，第二跟我说上次我提到缺少父爱，确实如此，因为家人在侧，不好明说。

我说："这是您的一个心结，您愿意说一说吗？"我想让老先生倾诉出来，会对身体有些帮助。

老先生说他的父亲有三个儿子，他是老二，中不溜的，大儿子出生一家人很是喜悦，随后二儿子出生就没什么喜悦的，再过几年三儿子出生，家人比较疼爱小的。

其他兄弟不用做什么讨父亲欢心，父亲也很喜爱，对他们好，自己刻意去讨父亲喜爱，也没见父亲对自己好。工作上，父亲也是帮老三找了个工作，明明当时自己更合适，可是父亲没有把这个工作给自己。之后自己和老三的孩子出生，也是厚此薄彼，给老三带孩子，却不给自己带；给老三孩子买东西，也不给自己孩子买。

　　我问是有什么事情发生导致的吗？老先生说没有，并且说："我也不知道为啥我们几兄弟，对我和对老三就是不一样。我从小心里就觉得不公平，心里是有怨气的。"他说着说着，言语中不甘心带着委屈，眼中噙着泪水。

　　我们小的时候，都是一颗幼小的树苗，"爱"是我们成长的雨露和太阳。我们不怕日子苦，但是害怕没有"疼爱"和"关心"，更是对父母亲在兄弟姐妹中对自己不公平而耿耿于怀。这种情绪造成的埋怨、愤恨、害怕和无可奈何会一直种植在心间，慢慢长大，进而影响性格、脾气及为人处世的态度。

　　老先生的倾诉虽无法弥补小时候父爱的缺失，但是希望对其身体有所帮助。祝老先生晚年幸福，能享受女儿之福。

第 **4** 章

摸脉知病症——切而知之谓之神

第1节　摸脉的故事

卵巢囊肿并不随着停经而萎缩

这个母亲跟她30多岁的女儿和女婿一起过来看病，我这里一家三口、五口一起来是常有的事。

这个母亲60岁，摸脉后我对她说："您心脏不太好，您知道吗？"一般人都很害怕大夫说心脏不好，以前我也是小心翼翼地告诉患者。现在我觉得心脏不好的人挺多的，如果不让他知道，疏于防范反而容易出问题。仪器能检查出来的心脏病，那一定是有问题了，还不小。有些仪器查不出来，但患者就是难受。还有些人，通过摸脉发现心脏开始不太好，去检查，确实有问题，但比较轻，西医都说不用治疗，再观察。殊不知这一拖延就在几年之后酿成大的问题。

她说是，今年做的心脏手术，室速消融手术。心慌悸动，几十秒就过去了，从今年一月份到现在发作五六次了，年初的时候还除颤了。

我继续问她是否头晕头痛都有。她说都有，睡不好觉就头痛，好多年睡不好了。睡不着烦躁得厉害，直打冷战，困意都没有。我说梦多。她说对，噩梦特别多。

我说胸闷、眼睛疲劳乏困、腰酸、胯痛。我又问她肝胆有没有问题。

她说胆囊已经摘除了，我告诉她回头还得查一下才放心。我问她以前月经量少吧？她说40岁生了一次大气之后就闭经了。我再问她妇科有没有问题。她说没有。我告诉她可能她的卵巢有囊肿，最好也去查一下。

后来处方开完药，我还叮嘱要去检查，并写在处方签上：做腹部B超查肝胆，做妇科B超查卵巢和子宫。

十天后来复诊，这位母亲带来了报告，胆囊术后改变，正常；卵巢双侧囊肿，5.7厘米和4.0厘米，子宫肌瘤比较小，医生建议手术。她询问我：中药是否可以治疗？我说可以，先吃3个月中药。

临床发现不少女性就因为一个过大的囊肿或肌瘤而切除子宫。

现代医学认为，女性过了绝经期，卵巢囊肿和子宫肌瘤会随着雌激素水平的下降而呈现萎缩的趋势，但是并非所有人的情况都是如此，有一部分人体内的"蘑菇环境"没有改变，即便是过了绝经期，仍然会让肌瘤或囊肿持续长大。

二诊反馈所有症状都有所减轻了。

小故事之二

医术与年龄无关，信任大夫

这是几年前我遇到的一个案例。

这个大姐多年前子宫摘除，去年年底又发现左卵巢长了一个直径超过 5 厘米的囊肿。她不愿意手术，想通过中医治疗。

她是我的一个老病号介绍来的，推门进来对我说："我以为您是个老中医呢，没想到居然这么年轻。"这个老病号上次介绍的患者也是子宫摘除后盆腔又长了一个 4 厘米 ×3 厘米的肌瘤，经我治疗后 B 超显示消失。

大夫第一眼看患者看得准：疾病、性格、眼神。患者第一眼看大夫，决定了她的信任度，流露了她的内心想法。

推门进来与我对视了一眼，从眼神，我就知道她对我的年纪不大有疑虑。

摸脉：胸闷气短、头昏沉、后背痛、身上痒、腰酸痛、心急烦躁、入睡难、食欲不佳、手脚均凉、易胃胀、肺纹理增粗、乳腺增生等。脉象本身就是多虑多疑的性格。

这位大姐说，都对。她还真是肺纹理增粗，下次把报告带来给我。这个大姐看我比较年轻，本以为是一个老中医，所以心理上有些质疑，但原因一因为我是信任的朋友介绍的，原因二她确实不想手术打算喝汤药试一试，原因三是看我摸脉还挺准，所以决定坚持吃一段时间。

吃完 13 付药后胸口堵、胃顶胀、乳房胀痛、入睡难都很快好了，但是在整个服药期间，这位大姐内心出现了 3 次以上的疑虑。

如关于眼皮发沉，这位大姐吃了两次药眼皮都还是发沉，困得不行，心中就开始担忧。她问我："我这个眼皮老是发沉，什么时候能好？"

吃了几天药眼皮就不发沉了，其中又因我提到身上痒是与身体有关，而不是所谓天气干燥之类，大姐说之前到处治疗就是治的身上痒，做了检查才发现又长了卵巢囊肿。我说我的一个方子同时治疗多个问题，已经都用了药，不用担心。

可是吃了几付药还是痒，告诉我痒得厉害，为什么还是痒？从言语中我明显感觉到了担忧和质疑。我说："您一定要观察变化，从痒到不痒的过程中肯定是逐渐减轻，从痒到不痒需要一个过程，肯定不会一吃药就马上不痒了。中药是祛邪，使痒的原因从身体清除掉，不是控制住瘙痒，也不是麻痹神经。"结果不久她身上果然不痒了。

其中有一天这位大姐告诉我："朱大夫，我怎么发现吃药把我脸吃黑了？"我说："从来只有吃了我的药脸色变好看的，没有把脸吃黑的例子。你再观察一下。"后来她发现是自己连续三天超负荷劳累没有休息好所致，休息好了脸色就明显缓和。

这几度的怀疑，几度被我打消。我说："您如果实在很担心，可以先停一停汤药，如果您不信任产生了怀疑，效果也会大打折扣。"就这样，这位患者在充满疑虑中坚持服药。

停药前一周我让她去做妇科B超检查，结果令人满意，囊肿消失。

她非常高兴，坚定了对我的信任，还介绍了好几个人过来就诊。

按语：

1.治病需要一个过程，得病就是一点一点积累的，治病也需要一点一点恢复正气、一点一点剥除邪气。正气足，恢复快，正气弱，恢复就慢，与用药无关、与剂量无关，只是不要着急。

2.用人不疑，疑人不用。既然看大夫就要信任，坚持观察一段时间才能知道疗效。服药过程中有什么疑问，先问问是不是自己的原因造成的，再去询问是不是大夫的原因。如有的人会因为吃坏肚子或者受凉而质疑是喝汤药的原因。

小故事之三

不是所有心脏不适都能被仪器检查出来

今天过来就诊的有3人都是之前我预测过心脏不好，今年都出现了。中医对人体疾病的认识和预测早于西医，这个是毋庸置疑的。

一个老病号因胸口痛过来调理。距离今天过来就诊，我与这个大爷已经一年没见了。一年前我是给这个大爷治疗白血病导致的白细胞计数低，因为治疗一段时间后，白细胞计数升高了，而且身体比较稳定，我就告诉这位大爷停服汤药观察。但是一年前就诊时我就说过大爷心脏功能弱，容易有心脏病。当时这个大爷什么胸口不适的症状都没有。

这次，就在十天前，突发心胸区疼痛难忍，不能侧卧，只能坐着睡觉。大爷的儿子要带他去检查，大爷还固执不愿意。后来到医院做了 CT，却什么也没查出来。

还有一个是 5 年前找我调理过的一位美女大姐，当时这位大姐一家都在我这儿调理。我当时也告诉过她们全家心脏功能都弱，但是当时确实没有出现过任何心脏病相关的症状。

可是最近频繁胸口不舒服、肩胛骨痛、烦躁不安、睡不好觉、头晕、晕机，因在飞机上呕吐过一次，都不敢坐飞机外出旅游。

还有一个小伙子，也是一年没见了。去年我给他搭脉时就告诉他心脏功能弱，并且询问父母亲谁心脏不好。他说没有。我说肯定父母亲有一个人心脏不好，只是你不知道而已。

结果今天带父母亲过来调理，我摸脉后告知父母双方心脏功能都弱，都有不同程度的问题。父亲不仅心脏潜在有问题，还有脑梗倾向，现在胳膊麻痛、手指发麻也都是信号。过来及时，就可以防患于未然，否则疏忽大意就容易出现状况。

有很多时候，患者有明显心脏病的症状，如心口痛、心悸动等，到医院仪器就是检查不出来，但是病状明明存在，却被告知没有问题。所以这种情况着实让患者为难。说是没有问题，但是难受；难受吧，又查不出来。查不出来就没办法用药或者治疗，不治疗又得不到缓解。完全进入一种怪圈循环。这种情况求助中医就对了。

前天，一位阿姨过来就诊。我记得她上次是陪着她患肠癌的同学一起过来的，她觉得她同学经我诊治后恢复得不错，后来她有问题就来找我治疗。

就在那次见面之后的某天，这个阿姨突发心口痛，大汗出，脸色惨白，晕倒在公交车上，在倒下去那刻她让人打120。后来到医院急诊进行各种检查，什么也没有查出来，医生告诉她心脏检查没有问题，是正常的，让她回家。这个阿姨说她服了速效救心丸，医生说这个也不能证明什么。

今天这个阿姨过来找我，我一搭脉，就问阿姨是否头晕、胸背痛。这个阿姨点点头，才给我讲述上面的故事。

所以很多时候，症状出现的时候，仪器却查不出原因，无法治疗。这样的情况，我几乎每次出诊都能碰到。症状和病是两个概念，像心脏病，这是一种病的病名，它一定会有症状，如心口痛、头晕、背痛、胸闷、气短等。但是，有症状并不一定诊断为心脏病。因为西医是用数据说话，如心电图心率和波段、心血管堵塞百分比等。因此，有的人并没有症状，只是体检被告知血管堵了98%，而被告知心脏不好，要装支架。这种情况我也碰到过，其实一摸脉就知道了。

今年秋天我还碰到一个70岁的阿姨，在她推开我诊室门的那一瞬间，我就从她脸上看出她心脏不好，然后我就对她说："您心脏不好，您知道吗？"

这个阿姨当时就愣住了，人都还没坐下，就说我就是来看这个的。她说她心脏特别难受，前几天她能感觉心脏在胸腔摇晃，像荡秋千一样晃得她十分难受，像要跳出来，心神不宁。可是去医院检查了心脏没毛病，医生说不是心脏的事，因此没有办法治疗。

这个阿姨说她当时就蒙了，心想：这么难受都不是心脏的事，那是哪里出了问题，为什么查不出来？这到底是不是心脏的事？

我说："您这就是心脏的事，从中医来说就是，不需要去检查了，可以治。"

阿姨说那就太好了。后来一共才吃了 10 付药就好了，心里从未有过的踏实，对我很是信服和感谢。

在临床上，我碰到的这种事情太多，案例也很多，很多没有做记录。上面说的是心脏的事，其实还有很多。

比如，一个病号，每次摸脉我都问他肝上有没有长东西，如肝囊肿、息肉？他说没有。我让他去查一下。后来他去查了，告诉我没有。因为我每次摸脉这种手感都很明显，我就要求他再去查一下，告诉我还是没有。

这种情况怎么办？我说有，人家去查了，确实没有。要不就是我说错了，而且可能性非常大是我错了，对我其实这也没什么，但是对患者来说很重要。有问题提前知道了，好解决，也能避免其他问题。

结果昨天给我微信发过来一张 B 超诊断：肝右前叶实性结节，考虑血管瘤。他告诉我今年查过两次都没查出来，结果这次查还真是肝上长东西了。

还有好几名女性，我搭脉之后问有没有囊肿，说没有。我要求做妇科 B 超检查，仍旧告诉我没有。可是摸脉感觉很明显，不可能没有，要求再去检查，结果都被查出来有囊肿，都超过 3 厘米。有的是同一家医院检查出来，有的是换了医院检查出来的。

第 2 节　脉诊比仪器提前知道的病情

自我学中医起，我的老师就告诉我，不要有"病名"的概念，中医治病没有病名概念，不能被病名牵着走。

现代医学的病名千千万，只是疾病的一个名字，仅根据"病名"中医人无法用药施治。中医治病讲究的是"病机"，也就是得病的原因。患者每个人体质不同，根据身体阴阳气血脏腑的失衡情况，加上病理产物痰湿瘀的影响，导致疾病产生的病理机制，这是一个治疗求本的体系。

中医人不能也不应该只根据实验室检查结果如血脂高或者血压高而去给患者用药治病。中医是体质医学，每个人的体质不一样，高矮胖瘦和面色不一样，先师说不能听到"高血压"三个字就千篇一律去降压，那和吃降压药有什么区别？我们应当知道血压高背后的原因是肝肾亏虚造成虚火上冲，还是气血郁滞，升发无力？辨证清楚才能因人施治。

但是，有些以病名为主的疾病，中医摸脉诊病可以早于仪器检测和实验室检查。摸脉省事省钱，不用去医院排队做 B 超、CT，也不用验血验尿。

摸脉摸出的病症，显得虚无缥缈，不如仪器检测能够用事实说话，所以不少人不信服。可以理解，毕竟不能要求每个人的认知度是一样的。但是我们可以用仪器检测排查摸脉的结果。尤其是一些重大疾病，可以在之前还不太严重时通过摸脉排查出来。

但是，所有疾病都是一个积累和发展的过程，有的人前一年体检还没有问题，第二年体检怎么就成了癌症？癌症肯定不是一天得的，前面可能累积了至少几年甚至十几年的时间。任何疾病都是在累积的过程下爆发的。有很多来就诊的患者对我说，他们以前从来没有这样，这是第一次。我都笑着对他们说，谁也不会生来就腰痛、心脏难受，所有的病都是累积造成的（图4-2-1）。

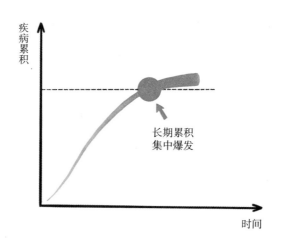

图4-2-1　疾病程度与时间累积成正比

累积时间短，疾病程度就轻；累积时间长，疾病程度就重。可是患者都意识不到累积致病这个关键问题，属于今朝有酒今朝醉。有的人几十年从来不调理自己的身体，不知道身体积攒了多少垃圾、毒素。就像家里的灰尘一样，经常打扫才是洁净的，如果一年不扔垃圾、不打扫卫生，岂不是跟身体几十年不调理一样，毒素丛生。

一、胸痹——心脏病

中医认为，"心"管辖人体一身血脉的运行，而且心里住着人的心神，管理人的神智，是五脏六腑的君主，心统帅其他脏腑。

心脏病一部分属于中医"胸痹"的范畴。胸痹是一种因上焦阳虚，阴邪上乘，邪正相搏而致的一种疾病。

《金匮要略》关于胸痹心痛的描述："夫脉当取太过不及，阳微阴弦，即胸痹而痛，所以然者，责其极虚也。今阳虚知在上焦，所以胸痹、心痛者，以其阴弦故也。"《金匮要略》关于心悸的描述："阴虚者，阳必凑之，阳胜则动，故致心悸。"

因此，通过摸脉能很清楚知道心脏的平脉和病脉，从而了解心脏功能的盛衰。

案例 1

女，44 岁，脉太过。

摸脉：子宫肌瘤。喜叹气，腰酸，痛经，易紧张、烦躁易怒，入睡难，乳腺增生，头晕耳鸣，心悸怔忡，左胸口偶尔疼痛，两胁胀痛。询问是否胸闷气短，告知偶作。熬夜频繁。询父母谁心脏不好，告知母亲。后来她带母亲、弟弟、10 岁儿子过来就诊时，母亲确诊心脏病，弟弟和儿子均有心脏功能问题，但并不知情，10 岁儿子已经出现了胸闷症状。

诊断：肾阳不足，虚火上冲，心脉亢盛，心神失养。治法采用宣散郁热，潜阳下行，引火归元。服药 2 次共各 6 付后，烦躁易怒和入睡难明显好转，未发作明显胸口不适，行经转畅。

案例 2

男，55 岁，脉不及。

摸脉：问胸闷气短、阵发性胸口隐痛，后背痛？患者频点头。闻诊：呼吸时胸口喘促，痰鸣音。自述夜卧时呼吸困难，有时候憋醒，发作逾半月。易疲劳乏困，体力与精力较差。纳正。大便日一行，不畅。入睡难。摸脉后发现此人隐忍郁怒不敢言，询问之下，因家庭琐事容易生闷气。带心脏彩超诊断报告：二三尖瓣闭合不全、传导阻滞。

诊断：肝气郁滞，胸阳不振，痰浊壅盛。治法采用振奋心阳，疏肝理气，豁痰散结。因患者从外地过来，每次开 2 周药 10 付，治疗 4 次后，带复诊心脏彩超，检查结果全部正常。

案例 3

男，58 岁，脉不及。

摸脉：后背痛。告知对。其余除了容易疲劳，没有任何心胸不适的症状。问是否知道心脏不好。他儿媳妇在一旁说知道。今年共装了 4 个支架，开始装了 2 个不行，又装了 2 个还是不行，后背还是痛得厉害，不敢再装了。

诊断：这是典型的隐性冠心病，常年没有任何症状，因劳累和情绪问题引发后背疼痛。诊断为气血阴阳俱损的虚劳。服药后疼痛逐渐减轻，发作频率减少。服药 1 个月后背未再疼痛，继续服药巩固 1 周。

对于隐性心脏病，现代医学没有相应的治愈方法。尤其初期认为程度较轻，不需要治疗，只能等到严重后才有相应措施进行介入治疗或手术，如堵塞后装支架，瓣膜坏了手术置换等。千里之堤毁于蚁穴。如果及早知道身体情况并采取中医治疗，而不是任其缓慢地积累，就不会导致重大疾病的形成。

中医治病，不仅是治疗"已病"，即已经形成的疾病，更关键的是"防治未病"，即在疾病有发展征兆或初中期进行治疗，避免产生"已病"。

中医和西医对心脏病的认知不同，对于中医来讲，心脏不仅是一个器官，还有它强大的各种功能。一般西医等到心脏发病才能用仪器检查出来，而这种情况下一般问题都比较严重了。但是更多的早期患者已经有症状，如胸口难受、憋气、胸痛，但是医院仪器是查不出来的。

有些心脏类疾病虽然难受，但不至于马上要命，还有治疗缓冲的余地。但是急性心肌梗死或发病1小时内死亡的心源性猝死，那是致命的：发作快，抢救时间短，甚至没有征兆、不可预料。

中医不仅治疗"已病"还治疗"未病"，而且治疗"未病"才是中医的显著优势。一则，西医检查不出来；二则，在疾病尚未形成的早期调理，避免以后发生重病，或者推迟疾病的发生。

中医临床发现，很多人并没意识到自己心脏有问题。他们觉得心脏病是老年人才得的病。现在则不然，很多20多岁的人就已经出现了早期心脏病的症状，甚至还包括不少儿童。

心脏功能不好，但是仪器检查还没有发病，被现在医学称为"隐性冠心病"。

现代医学对隐性冠心病的定义为：患者平静时或运动后心电图有心肌缺血表现，但无临床症状。六成以上的冠心病平时不易"现形"，基本没有明显症状，所以很多患者都误以为自己是个健康人，发病时猝不及防。正因如此，"隐性冠心病"已成为心脑血管疾病中最可怕的"杀手"。

关于其病因，有以下两种：

1. 体质继承　每个人都是父母所生，继承了父母亲的体质，这是中医的体质学说。来就诊的绝大多数都知道自己父母谁有心脏病，甚至祖辈有心脏病，但是并不知道自己有这样的趋势。

2. 所有发病都有诱因　疲劳、熬夜、受寒、郁怒等。

有人告诉我他的老总还很年轻，因疲劳过度在公司猝死。

有人告诉我他们小区一个老人在公园里散步，突然倒地，等 20 分钟后救护车到来，已经没有生命指征。

有人告诉我他们同事夜里睡了一宿，第二天再也没有醒来。

有人告诉我他的同事中午喝了一顿酒，趴桌子午休，到下班也没起来，再一推，人已经没有知觉。

这样的例子很多。心脏病发作的诱因往往是后天造成的，如过度劳累、熬夜、不良情绪的爆发、节食、寒冷刺激，甚至只是突遭雨淋或是一次豪饮而诱发，出现胸闷、头晕、憋气、胸痛等症状，严重的可出现心肌梗死、中风甚至猝死。当然除了发作诱因，是有体质作为前提的。

对症看看您的心脏是否该调理了。

您是否有以下一部分症状：浑身无力，容易疲劳，心慌，胸闷，胸痛（闷痛、隐痛），气短，后背痛，后背痛放射至左肩、左上臂痛，呼吸困难，乏力，下肢水肿等。

有的人初期症状更加轻微，只是长叹气，甚至有的人在相对密闭人多的环境才会觉得胸口憋闷，头晕，要马上开窗呼吸。总之，如果出现以上症状要引起重视，采取中医调理，截断病情。

案例4

对于慕名来治疗心脏病的，一般都会有显著疗效，这样的案例不在少数。有位70多岁的阿姨，气质高雅，一进门，我就告诉她心脏不好，当时这个阿姨就呆住了。她就是为这个而来。今天3月份，她生平第一次发作严重的心脏不舒服，但是西医查了个遍，告诉她没事。经人介绍后吃了10付药，复诊时告诉我自得病以来她的心脏从来没有这么踏实过。

案例5

有个60多岁阿姨，拿着一堆检查报告：心肌病、冠心病、二三尖瓣反流、低血钾等，住院治疗也没有缓解。经人介绍过来，神情低迷，倦怠。一共吃了3次药痊愈，无论是从症状还是到人的精神、气色，每次来变化都很大。

小贴士

所有疾病的发作，都不是当下那一刻才形成的，都是一点一点累积的，当这种累积达到一定程度，有一个小的诱因就能发病。很多人自以为从来没有过心脏病的症状，但是一发作就是心肌梗死，就是因为之前细小的症状被忽略了。很多时候心脏B超检查出来有问题，但大夫认为很轻微，告诉患者不需要治疗。其实应该治疗的道理很简单，一辆汽车哪怕出了很轻微的毛病，都是需要检修的，要不然会造成更大隐患，何况是人体？

二、中风——脑梗死

中风是中医病名，治疗及时，后遗症比较轻微。常见后遗症是半身不遂，即半边身体的手脚不灵便或不能行走，比较严重的后遗症是卧床不起，失去自我照顾能力，口不能言。现代医学称其为脑梗死。

案例 1

男，61 岁，脉不及。

摸脉：从东北过来调理。我摸脉问他父母是否有人得过脑梗。

他说她母亲得过。我又和他说他的脉象容易得脑梗，要注意了。他爱人在一旁补充说他已经得过一次脑梗了。我和他说今天的脉象仍然要注意，不是说得过一次脑梗就不再得第二次了。

诊断：脑梗脉。有的患者来就诊，摸到这种脉象，本人还没得过脑梗，但是有脑梗倾向。提示注意并及时给予中草药治疗，能很好地降低脑梗风险。

案例 2

有一个家族，兄弟姐妹三人找我调理，一摸脉，告诉他们需要预防心脑血管疾病。然后询问父母有谁得过脑梗。回答说父母都曾得过。而且这兄弟姐妹三人之前都得过脑梗，有个妹妹因二次脑梗过世。因此，中医的体质学说在疾病产生的原因里是很重要的一个因素。我们每个人都是父母这颗树上的果实，苹果树长苹果。因此，每个孩子都会继承父母之一的体质。

案例 3

男，57 岁，脉太过兼夹不及。

摸脉：头晕眩、浑身无力、情绪低落、血糖高、记忆力差。因头晕眩住院而未缓解，转来我处。我问他有没有觉得头脑反应有点慢了，他说是。我问他父母有人得过脑梗吗？他说他母亲得过脑溢血。

诊断：心脑供血不足，有脑梗倾向。患者每年春秋头晕均来我处调理，每服药明显改善，已 3 年。

脑梗死和脑溢血都属于中医中风，中风最大后遗症就是肢体偏瘫，行走、语言、自理功能受到影响。

有一个 40 多岁男士，我给他摸完脉，跟他说他这个体质容易得脑梗，需要注意。他告诉我几个月前已经中风了，轻微肢体不协调，幸亏发现及时，后遗症不大。

这样的体质在临床看诊中天天都能碰到，而且越来越年轻化。一个 20 多岁的小伙子因脑梗造成半身不遂的后遗症。花样年华，很是让人唏嘘。

有一年夏天，过来 3 个年轻人，都是 20 多岁。有个小伙子，我一搭脉，告诉他不要熬夜，预防中风。他问什么是中风？我说最轻的就是口眼歪斜了（也称为面瘫），结果他说他 1 个月前刚刚面瘫。原因就是长期熬夜导致肝肾亏虚，虚风内动，然后再吹空调、开窗睡一觉，第二天就面瘫了。所以春夏是面瘫高发期。春季风多，自然界的风，对于肝肾不足的人，容易导致肝风内动，引发动风；夏季吹风扇是人为的风，或者吹空调室内温度低，户外温度高，一寒一热，身体不适应，同气相感，引发动风。

就在这个初夏，已经好几个人不同程度出现口眼歪斜。中风，就是内有动风，如肝郁化风，血虚风动，肝阳上亢等这种体质，再加上自然风、电风扇、开窗受风等，同气感召，外风引动内风，就出现了中风症状。

面瘫就是风中于头面部，牵引面部肌肉导致出现面部歪斜，引起两侧面部不对称。

年长一些的叔叔辈的，过来看皮肤病的、看失眠的等，摸完脉了一问，有些都曾经得过脑梗／脑溢血。

为什么要询问患者是否家族有没有这样的疾病？又或者本人有没有这样的问题？

因为，作为大夫，首先除了解决患者当下已经得了的问题，其次还要告诉患者应该预防未来的问题，如预防什么疾病，应当怎么预防。

很多人不了解自己的身体，不知道自己体质和状况，大夫的作用就是要让患者了解身体，进行预防。没有了解，何谈预防？

中风的病情有轻重之分，病位有深浅之别。其实吹风头痛也是中风，只是这个很轻，发作于体表阳位——头部，没有列入危害较大之列。

《金匮要略》将人的四种情况，按照轻重程度归纳了四类：

"邪在于络，肌肤不仁"。就是大家平时感觉到的肢体发麻发木，脸部麻木等。这是因为络脉受风、受寒等造成的，是比较轻、浅的病症，危害比较小。

"邪在于经，即重不胜"。这就是大家平时也能感觉到的腿脚、胳膊没力气，不灵活，发僵硬，或者肢体活动受限，不能抬高手臂，不能后背，或者拿不起东西等。

"邪入于腑，即不识人"。这个不识人有两种情况：一个是中风昏迷状况或者中风后遗症大脑神腑不明，不认识人；另一个是老人痴呆的不认识人。

"邪入于脏，舌即难言，口吐涎"。也有两种情况：一个是中风后遗症言语不清，说话不利索，出现的语言障碍，以及口唇肌肉失约，口内涎水自流；

另一个是癫痫，风痰攻冲于脏造成的言语不利，口吐痰涎。

这所有的情况，临床都比较常见，不管是肢体麻木，还是肢体僵直活动受限，又或者是脑梗死/脑溢血后遗症。

脑梗死：心肺肾功能差，阳气不足，造成血流速变缓慢，容易痰湿瘀夹杂，形成脑血栓，即脑梗死。往往存在脑供血不足的头晕、记忆力减退甚至遗忘、胸闷、颈椎病、认知障碍等。

脑溢血：中医认为，血热则迫血妄行。肝肾不足，虚火上冲于头，造成血管压力增高。脑溢血可以理解成脑血管压力太大，出血后压力得到了释放，这是身体的自我救赎。但是及时发现都能抢救，错过了最佳救治时间则比较麻烦。

三、癌症

对于癌症这种重大疾病，我摸脉时并不能明确诊断，只是发现脉象上的异常点，唯恐担心其可能性而嘱咐患者去医院检查，相当于是筛查。即便如此，我也从不提"癌症"二字，因为这两个字可能让人陷入一种害怕和恐惧之中，而恐惧往往会加速病程的发展。

案例 1

女，29 岁，下焦脉异常。

这个姑娘年纪不大，过来调理身体。摸脉时发现下焦脉异常。询问有没有做过妇科 B 超检查，回答没有。听我这样一问，很紧张，连忙问是不是有什么问题。我担心造成她的担忧，便让她记得去做一个妇科 B 超检查，至少有个卵巢囊肿或者盆腔积液。最后检查发现是卵巢癌。她选择了手术治疗并且放、化疗。

案例 2

女，58 岁，中焦乳房脉异常。

这个大姐的女儿、女婿都曾在我这里调理。这次来是治疗心脏和失眠问题。但是我摸脉的时候发现乳腺结节晕有点异常，便嘱咐她去查一下乳腺。这个大姐特别认真。因为不是每个我嘱咐去查的人都会去检查。检查完过了一段时间，大姐告诉我乳腺穿刺发现癌细胞，属于早期癌症。因为发现及时，她选择了手术切除。

案例 3

女，46 岁，下焦脉异常。

这个女士来调理的时候，工作特别繁忙、操心，心情也不好，疲劳、失眠。这些都是我从脉象上得到的信息。随着摸脉的继续，我问她是否查过 HPV。她说没有。我和她说这个 HPV 检查有可能是阳性，不是一定就是阳性，咱们检查才知道。后来检查是高危 16+，病理检查发现癌细胞，是早期癌症。患者选择了手术切除子宫。

一年后这位女士又来调理身体，觉得自己又很疲惫，每天总是犯困想睡觉。我摸脉后发现其卵巢长有囊肿，告诉她后，她非常惊讶地说她的子宫已经切除了。我问她是不是保留了卵巢，让她再去做一个妇科 B 超检查。她有点担心，先在社区做了一个 B 超检查，确实有卵巢囊肿，后去上一级医院复查，仍是卵巢囊肿，并无复发。

从我 2012 年接触第一位癌症（肠癌）患者以来，我发现癌症患者脉象上都有非常明显瘀堵的情况，而且几乎没有卫气。一方面体内动力不足，长期累积，多重瘀堵导致脏腑丛生"毒瘤"；另一方面对外邪没有防护能力，风、湿、寒邪没有卫气保护，长驱直入脏腑。实话说，这个提示意义非常大，一个外，一个内。

中医认为，瘀滞、堵塞都会造成气和血、经络的不通畅，这是轻的、早期的。试想，路上车水马龙川流不息，这是一种通畅之象，反而一旦一辆汽车停下来，必然造成瘀堵的产生，随着时间延长，堵的情况会越来越长。

如果多条道路造成大面积堵塞，则会造成一个城市的瘫痪，我想开车和坐车的人都能体会到。这种瘀堵就是癌症体质。时间的积累、量的累积，到质变的飞跃，压死骆驼的也许就是那一根稻草：一个诱因。

气和血的不通畅是怎么来的呢？

第一，无形的气。

万病"气"为首。

比如说生气，生气了必然心情不舒畅，甚至胸口满闷。这种情况一般几天就减轻了。但是，万事万物都怕"久长"，一次不可怕，反反复复才可怕。长期的环境压抑及情绪暴躁、郁结不解是疾病的温床。

无形的气会造成有形的瘀滞。如中医常讲气滞血瘀，气堵住了，它就会造成有形之物瘀堵：血、痰、湿的凝聚；气不通畅了，人体就容易发霉，招过来一些痰湿瘀的夹杂。

反过来，痰湿瘀就会把这个瘀堵的情况变得更加严重，这就是一种不良的循环。好像滚雪球一样，越滚越大。这样肿瘤就产生了，如乳腺结节到乳腺癌的转变、肝癌的形成等。

第二，有形之物。

有一些当下摸脉肠道瘀堵非常严重的人，这个肠道瘀堵并不是最近一两年形成的，而是经过了几十年的堆积。绝大部分人都有小时候挑食、胃口不好或者排便不畅的情况。也就是说，从很小的时候开始到现在十几年或者几十年而成。

在我看诊的孩子当中最小的就有不到 2 岁，七八天一次大便。稍微大一点六七岁的孩子，来调理肠胃的非常多，也有肠脉象上的积食和肠道瘀堵，但调理及时，对将来会好一些。

所以孩子出现吃饭不消化、排便不通畅，或者是大便干结，应该是要提前进行中医调理的。这样就可以把导致他将来长大了产生这种瘀堵的情况防治在无形之中。

疾病是一个累积过程。在任何一个阶段，经过治疗都可以减轻这种累积的程度，恰巧是从未经过任何治疗和调理的人，容易出现重大疾病。累积的持续性和连续性才是病情严重程度的罪魁祸首，但凡是中间调理都是一种病程的截断或者减缓。

我更看重未病先防，因为等到大病已成，不仅造成心态的恐惧、身体的摧残、治疗的痛苦，而且生活质量和生命都大打折扣。

脉象上的瘀堵，有轻、中、重不同。

人的左右两手一共有六部，脉象所代表的脏腑不同、病位的深浅不同、病位的位置不同，这些地方都可以产生瘀堵。有的人可以瘀堵一处甚至多处。一个脏腑累及另外一个脏腑，导致多脏腑同病。

瘀堵会造成气血的不通畅，也会造成气血的太过和不及。通俗地说，就是气血的虚和实。身体有一处虚，就有一处实，这种情况称为虚实兼杂。但是也有人是纯虚无实。

四、男子精子活力不足

精子活力不足或弱精，从脉象上也能摸出来。

这是一个时代病：人的体质下降；大量饮用冰寒之物；长期熬夜。

我记得小时候听说有很多美国人到中国来领养小孩。当时美国人的生育功能是比较低的，很多人不孕不育。美国人爱喝冰水、冰酒、冰饮料闻名于世。而在可乐和雪碧等饮料入驻中国后，国人饮食跟风，喝水、吃东西都开始吃凉的了，大量饮用冰水造成身体阳气热力不足，这也是目前中国男性精子活力不足的原因之一。

熬夜也会造成肝肾功能损伤，精子活力和前向运动精子下降，畸形增多。

案例1

这个小伙子年龄不大，30出头。我一摸脉，问了几个症状，他说这些症状他都没有。我又接着问他是否有小孩。他说没有。我说，作为大夫提醒你一下，你这个精子活力不足，对受孕有影响。他接着说他就是来看这个的。我有点惊讶地问他是怎么知道自己精子活力不足的，他说是做了检查知道的。

我说你的身体虽然没有什么症状，但是体质比较弱，需要调理一下，一对你的身体来说能避免将来出现的隐患，二对你爱人怀孕有好处。

调理时间不长，就传来好消息，他爱人怀孕了。

案例2

这个先生是来看鼻炎的。常年受鼻炎的困扰，影响了工作和生活。体质比较差，很容易疲劳；消化功能也不好，经常容易胃胀、腹泻。我在一次看诊中问他是否有小孩，他说还没有。经过一段时间的调理，鼻炎及精神好转了，肠胃功能也好转了。之后他爱人怀孕了。结婚这么多年都没有怀孕，他爱人说可能是给她先生调理得比较好，才怀上的。后来生了个小男孩，一年后带父母来调理时，还把小宝带来给我看，长得特别机灵。

案例3

这对夫妇结婚多年没有小孩，同时过来调理。一摸脉男士精子活力不足，女士宫寒月经量少，情绪低落，爱胡思乱想。

男士经调理很快各项指标都恢复了：晨勃、精神体力和睡眠。女士因为月经问题，调理得慢一些，毕竟女性一个月才有一次月经，调理了3个月。停药后的那次排卵期很顺利地怀孕了，而且生了一个男孩，全家都很高兴。

案例4

这个女士停孕两次，又做了一次试管婴儿，没想到又停孕了。她担心自己无法怀孕，经人介绍来我处调理。因为之前没有成功，心里有些焦虑，总是莫名担心，压力很大。我说经过调理你可以自己受孕。她不敢相信能够正常受孕。我是给夫妻两人同时调理的，不久脉象上转正常了，症状上达标了，我就让她停药，并且告诉她已经可以怀孕，身体没问题了。几个月后传来已经怀孕4个月的好消息。

虽然现代的试管婴儿技术能解决一部分人的生育问题，但由于胚胎的健康情况不好，即使胚胎种植在子宫里也不一定能存活。如果出现不容易受孕或者停孕现象，即说明夫妻两个人体质都比较差，建议用中医药调理体质，纠正这个不足，再去生养一个健康的宝宝。

"男子精子好，女子更容易受孕"，这是我这些年临床调理怀孕、助孕得出来的经验。

第一种情况：多数时候是女子过来调理，来调理的时候脉象确实存在阴阳的不平衡（我只能用这简单的几个字概括脉象的问题），经过调理，脉象趋于好转甚至阴阳相对平衡，月经情况、子宫情况得到改善，这样怀孕的问题已然不大。简单地说，女方可以备孕了。

第二种情况：有的女子经调理后，脉象很快好转，我即嘱咐带其先生过来一起调理，看其先生是否存在精子活力不足或者畸形率高的问题。这个可以通过摸脉进行评估。

第三种情况：有一部分男子自知确实存在与检验报告一致的精子问题，还有一部分男子的精子只是刚好达标，我都建议调理一下。

我们看一下精子畸形率的合格要求，这个数字很让人惊讶。100 个抽样精子里有 95 个畸形精子，只有 5 个正常精子，这个 5% 的正常精子即被视为"合格"。这个数字是不是让人惊讶？但是仍然有不少人合格精子不足 3 个。

优质的精子越多，肯定身体更健康，怀孕概率越高，对吧？这个不需要医学知识。精子也是人身体的一部分，如同细胞一样，都是身体机能健康的表现。

我记得曾有一对年龄都超过 38 岁的夫妇前来调理，准备怀孕。男女身体都不太好，男方不适症状较少，但是精子活力弱，畸形率高，液化时间长；

女方因怀孕的事情精神压力特别大，焦虑、多疑、敏感，气虚血亏，月经不调，面色淡黄，无神。经调理后，男子改善很快，大概吃了 5 次药精子质量不仅达标，而且算是比较优质。结果停药后顺利怀孕，后生一子。

这说明什么？

第一，如果女方身体差一些，而男方精子数量质量均比较好，则男子助力于女方，更有利于怀孕。

第二，男子精子达标，不需要调理，而女方经调理到月经正常，子宫状态改善，也有利于怀孕。

第三，男女同时调理，受孕概率更高、更快。

五、男子勃起障碍

平常我们国人说"肾虚"是有特指的，多半在暗示男子勃起障碍：勃起无力或力度不够、早泄等。这些在脉象上都能摸出来。

但是看诊过程中，有时候让人很尴尬。生育期男子我一般会问一下，直接调理五脏六腑，这个功能自然改善。其他年龄段的人，我问得少，知道也不问，直接用药调理。

但是对于有一类患者例外，我会问晨勃是不是很少，或者是否没有晨勃。这是一类半绝缘体或绝缘体体质的人。什么意思呢？就是说这一类人的感知力特别迟缓。绝缘体质的人对自己身上的症状平时都感知不到，误以为自己非常健康。半绝缘体质的人能感知的症状比较少，如仅觉得自己疲劳乏力。

我定义的绝缘体体质通过摸脉和问诊，一辨即知。这类人容易罹患大病、重症，也容易突发急症。

为什么要问晨勃？首先晨勃是一个正常的生理现象，每天自然界的太阳升起之时，男子体内阳气亦开始升发，男子在清早产生阳性勃动，称为晨勃。其次，晨勃是可以观察到的，不需要"感知"。

与人的饥饿感、口渴感、大便便意、困意等一样，晨勃是人体正常的生理现象。

与生理现象不一致的、相违背的，称为"病"。而对于男子而言，鲜少有人关注晨勃，以此为检测身体健康状态的男子更是寥寥无几。

《黄帝内经·素问》中有一段文字，是关于男女生理的描述：

"丈夫八岁，肾气实，发长齿更。二八，肾气盛，天癸至，精气溢泻，阴阳和，故能有子。……八八，天癸竭，精少，肾脏衰，形体皆极。"

男子以八年为发育周期之数，8 岁的时候肾气充实，开始换牙齿，头发长长；16 岁精气旺盛，可以生子；64 岁肾气衰退，精气已经虚弱。

因此，男子在 16 岁到 64 岁更年期之前都应该有晨勃，可以生子。64 岁是男子的更年期。

每日都有晨勃既然被视为男子正常生理，那么如果晨勃很少或者没有，又或者不达标，则说明身体的电量已经不足，无法调动某些程序的运行了，需要调理使电量恢复正常，才能保证功能的使用。

没有晨勃或者晨勃少，对房事行为（勃起无力、早泄）和生子（精子问题）是有影响的。用中医病机来描述，是阳气亏虚、肾精不足。这里的阳虚并不单指肾阳，而是指五脏阳气都可能不足。

若是在少年或青年时期手淫过多，损伤肾精的，20 多岁就会出现晨勃稀少。当然现在常见的熬夜、工作劳累、用眼过度、心情长期郁闷都会损伤肾精，影响晨勃。

案例 1

这个小伙子很年轻，只有 20 多岁。女朋友交得多，最近出现了勃起障碍，有时候睾丸碰到会痛。特别容易出汗，掉头发也多。我给他摸脉后告诉他精液有点稀少，勃起无力或者硬度不够；告诉他房事不可过频，伤精，影响将来受孕，也影响大脑的反应速度。他听了哈哈一笑。经过 2 次调理，服药 20 付，勃起增多，硬度增加。但是他没有听我劝，房事过度，不经诱惑。

案例 2

这个小伙子是求嗣，正在备孕。面色萎黄，神色特别疲劳，工作压力大，非常忙碌。我摸脉告诉他精子活力不足，勃起力度不够。他回答是，精子活力只有 13%。有时行房过程中，稍一分神就萎软了，很难再勃起。另外他补充道，打球很容易腰酸，容易腹泻。他调理的时间有点长，我后来问他爱人行房是否还有这种情况，回答说最近没有。

六、脂肪肝

我临床上摸脉发现脂肪肝有两种，一种是缺血型脂肪肝，另外一种是油脂型脂肪肝。

有脂肪肝的人群特别庞大，很多人都说自己单位里差不多每个人都有，因此大家觉得脂肪肝不是什么大问题。

现代人因为各种熬夜、久视等耗伤肝肾的行为，导致缺血型脂肪肝非常常见，在脂肪肝中占比超大。而油脂型脂肪肝则是一种痰湿瘀造成的，有肝气郁滞和痰湿凝聚。

一个体型偏胖的人，我们想当然认为他是有脂肪肝的，事实上他确实也有脂肪肝，但是他的脂肪肝不一定是油脂型脂肪肝，而是缺血型脂肪肝。体型瘦的人也有不少有脂肪肝，因为其肝肾亏虚。

但我在摸脉过程中也发现不少孩子有缺血型脂肪肝。这个一大部分是从父母那里继承过来的，是体质问题，也就是说一大部分原因是因为父母肝缺血，小部分原因是后天看手机、玩游戏、熬夜。

我给一个12岁的孩子摸脉就发现肝有问题，让其父母带着去做B超检查，查完后确认是重度脂肪肝，父母非常震惊。

脂肪肝的发展过程就是：轻度脂肪肝→中度脂肪肝→重度脂肪肝→肝硬化。

有一次一个患者过来看病，我摸脉问了两个症状，他都说没有。我心里就知道他应该是绝缘体体质。我便和他说他的情况有点严重。他说是，不太好。我又摸了一下脉，心中了然，便说他是肝硬化。他愣了一下，说对。我问他，你身体都没感知，怎么知道自己有肝硬化的，他说体检查出来的。

所以说体检不是没有好处。来我这里看病的人有不少是绝缘体体质的人，有的心梗是体检查出来的，有的人脑梗是体检查出来的，有的人癌症是体检查出来的。

脂肪肝是可以用汤药调理的。我们不按照治标去调理，而按照这个人的体质去整体调理，包括气血、脏腑、阴阳。这样的调理，不伤人正气，辨证用药准确，不仅对人体没有任何损伤，而且还可使身体状态更好。

有脂肪肝的人脾气比没有脂肪肝的人更为烦躁、易怒。肝，在中医里是一个将军之官。做事情是否果断、是否言出必行，就要靠肝气。肝气的正常疏泄，靠的是肝血的养护。这就是中医的一阴一阳，肝气是阳，肝血是阴。有肝血柔润，肝气就不燥；缺少肝血养护，肝气就像脱缰的野马，情绪善变，容易不受控制。有的人发火就不受控制，他们经常说噌的一下他的火儿就上来了。

其实简单地说，只要某个人脾气异常暴躁，可以肯定肝的气和血出问题了，这个问题现代医学检测不一定能够查出来，但需要中医调理。

也有很多人不是特意来调理脂肪肝的，但是在喝汤药过程中身体各项指标好转了之后，体检脂肪肝也消失了。

七、尿酸高

尿酸高，是指血尿酸数值超过正常范围。如果从脉象上摸出来病人有尿酸高的可能，我就会问他尿酸高不高？做过体检的病人他会知道自己的尿酸情况。

还有一部分人脉象上呈现尿酸偏高的脉，但是目前检测值是正常的，所以我会告诉他容易尿酸高，这是个趋势。为什么？男子尿酸在 416μmol/L 范围内都算正常，超过这个范围才是有问题。因此，是一个区间值，400μmol/L 高不高？其实也算高，但是还在正常范围之内。其实脉象上有这种显象，都算可以及时用汤药干预的。

尿酸高容易引发痛风。说到痛风的症状用中医思维去分析就一目了然了。痛风多发生在足趾关节或手指关节，足趾关节更为常见，表现的症状是红、肿、热、痛，尤其以疼痛比较剧烈为特征。

现代医学认为，痛风是血尿酸结晶在关节内沉积引起的关节疼痛性炎症发作。反复发作可出现关节破坏，并发肾脏病变。

从中医角度来看，痛风是痰湿郁积在小关节部位，时间一久造成了关节的肿大，在有诱因的状态下，如喝啤酒、吃羊肉等，诱发了小关节的红、肿、热、痛。

有一个中青年男性患者超级喜欢喝啤酒，怕热还贪凉，做不到忌口。喝几顿啤酒就引发痛风，反复发作，痛得受不了，就去医院治疗，过几天缓解了又去吃喝。后来他干脆不治了，也不再忌口，反复发作，自己忍痛照吃照喝。

有一个 85 岁的男性患者，腿肿至脚背，左大趾痛风，红、肿、热、痛，吃治疗痛风急性发作的西药也不见效，服用汤药2天后症状明显减轻，腿肿也明显消退。

为什么痰湿会郁积在小关节呢？

这一类人群大多比较贪凉：冰饮料、超低空调和啤酒。这些寒凉的东西吃下去，使身体阳气被打压，变得虚衰。阳气是什么？阳气是一种热能，与寒凉抗衡，如手脚暖和的人比手脚冰冷的人阳气多一些。很多人吃凉的把自己身体变得寒凉，寒凉的部位都会囤积痰湿，因此啤酒肚、游泳圈都是痰湿。

再回来说尿酸导致的手足小关节疼痛，也与脾、肾阳不足有关。

肾主管下焦：腰、小腹、生殖、腿脚。中医认为，肾主骨，生髓。骨和骨髓都是由肾来统领。肾中属于肾阳的那部分有蒸腾水湿的作用，使得水湿不在骨周围停留和集聚。但是长期饮冷造成肾阳虚衰，无法很好地蒸腾水湿，造成水湿长期聚集在关节附近，炼液成砂，成为一种尿酸结晶。

脾有一个很重要的作用就是脾气运行四肢百骸。当脾的阳热力不足（阳气）时，代谢水湿的功能变差。脾主管的是中焦：脾、胃、肠，但是脾气运行四肢，就把它主管的范围扩大到了上、中、下三焦，即全身，尤其四肢表现得更为明显。如果脾虚，日久可导致肾脏功能失调，脾阳与肾阳皆虚，因此，这是痛风除了发作在足趾小关节，还可以发作在手指小关节的原因。

八、男子前列腺增生

都说前列腺增生是中老年病，但前列腺增生一样也可以发生在20多岁的年轻人身上，摸脉时我会问病人小便是不是有点尿不干净。有的人有这个症状，有的人没有，但是有的人有体检依据，有的人没有。这个脉表现在尺部是下坠脉或者浊脉。

前列腺增生相对于前列腺肥大要好治疗一些，经过调理，症状可以很快消失。

前列腺肥大是一个团状的脉气或者是一种坠浊脉，在尺部可以摸到。肥大意味着前列腺的体积增大，就好比有些女性子宫肌瘤导致子宫体积变大和内膜变厚一样，有一些有形之物瘀堵并撑大了前列腺，压迫和积压导致排尿不畅快，出现小便涩痛或者淋漓不尽。

如果这种肥大已经定型，就不太好治疗，十天半月难见效。如果男子出现尺脉沉坠滑，说明已经出现了前列腺的问题，但是 20 多岁的人即便出现这种脉象，体检也不一定能发现前列腺有问题，症状往往出现在 35 岁以后，只是小便稍微有点尿不干净，不算严重，在中青年男子里比较普遍，因为前列腺这个器官还没变形，这个时候治疗是最佳时机。平时我在看诊用药时都是捎带顺手地治疗，见效很快。在 50 岁以后的男子中，随着年龄增长，前列腺的症状越来越严重。如 60 岁以上的人，其症状肯定比 50 岁的人明显。换句话说，疾病出现症状不是一个短期时间，病程越长，程度越严重。

因此，治疗要趁早，不能拖到肥大了后才进行治疗，积重难返。

男子中年以后很容易小便尿不干净，或者有乳糜尿、勃起减弱、射精痛等前列腺炎的症状；老年以后容易前列腺肥大而尿频、排尿困难、尿急或尿痛，或者尿后沥滴等，又或者慢性盆腔疼痛、前列腺增生或钙化。

现在这些症状也逐渐年轻化了，有的人 20 多岁、30 多岁就出现部分上述症状，如小便等待、尿不尽、尿急、尿痛、勃起障碍等。

中医认为前列腺主要与心、肾有关，其次与脾胃有关，再其次与肺有关。

首先，前列腺直接与肾有关，肾阳足才能蒸腾水湿并气化。

肾阳弱或者虚衰则不能很好蒸腾水湿，会导致水液凝聚成痰、成饮。随着人体温度和时间的炼化，最后常年积聚的水湿发展成前列腺增生和肥大。

前列腺癌产生的病理原因也是如此，所有一切疾病都离不开痰、湿、瘀与时间的不停炼化、附着、增加、扩大，直到此处不停发酵成为肿瘤细胞繁殖和疯长的温床。

有的人肾阳不足，无法很好地蒸腾气化水液，就容易尿频、夜尿、遗尿等。肾阳不足导致的肾水寒凉，则容易致精子不液化、活力不足、勃起障碍等。

肾为水脏，五行属于水，而水中一点真阳即为命门火。

肾阴凉润，肾阳炽热。

肾本身属水，但是不喜欢潮湿。因此肾阳不足的人，对水液的代谢都会比较差，这样会导致多余的水液在身体停聚，使身体产生疾病，如下肢水肿、前列腺肥大、尿毒症等。

而且中医认为，脏腑不是独立存在的，一脏病累及其他脏腑病。

因此，喝太多水，包括饮料、茶水、白水等，都会加重肾脏负担。肾的代谢能力是有一定量的，每个人体质不同，这个量也是不一样的，但凡超过这个量，就对身体有伤害，是疾病的来源之一。

其次，中医认为，心在上，肾在下，心肾相交，则水火既济，才能使得心火不亢盛：人不烦躁，神识清明；才能使肾水不寒：肢体不凉、生殖功能正常、头脑敏捷。

心为火脏，肾为水中一点真阳，它们都不喜欢寒凉。因此，进食冷饮（冰激凌、冰啤酒、冰水、冰箱吃食等）、在寒凉的环境中生活，都会损坏心、肾功能。

先有功能的损害，进一步才有器官的病变。因此，功能病轻，器官病重。

也就是说，在中医这里能解决的问题，都能有效防止或减轻器官的病变。

再次，脾胃位居中焦，人体中间的位置。脾胃属于土。中医认为，万物生于土，万物归于土。因此，脾胃的健运是身体气血的重要保证。

土能制水。脾胃功能好，能够运化掉中游的水湿，减轻肾在下游的负担。

同样的道理，肺的开阖正常，就能保证肺代谢掉上游的水湿，减轻肾在下游的负担。而且，肺与肾的五行关系，是肺金生肾水，这点也是肺的开阖功能正常状态下才能达成的。

小 贴 士

1. 保证心肾阳气正常，不能吃冰寒之物，不过量饮水（包括白开水、茶水、饮料）。

2. 保证脾胃健康运化，不能过饥过饱，不能食用冰寒。

3. 保证肺的开阖正常，不能长时间待在空调房内让身体不出汗，也不能在健身房出大汗，超过身体的承受能力。

九、前列腺特异性抗原（PSA）超高

前列腺特异性抗原（PSA）是检测前列腺是否存在恶性肿瘤的一种筛查指标。通过这个指标，可以发现早期前列腺癌。

这个脉象的异常是在尺部，沉坠滑大。当然尺部的脉不能单独拿出来说，要和整体脉进行比较。比如一个身体虚的人，整体脉比较软弱无力，尺部出现沉坠小滑，可能就要提示去做这个检查。如果是一个相对实的人，整体脉有力一些，下焦痰湿瘀滞可能就更突显，尺部出现沉坠滑大的脉，也提示去做这个检查。

提醒患者去做相应的检查，是我们医者的责任。如果发现病人PSA超高，医院会进一步检查，做一个穿刺，穿刺中发现癌细胞，就属于癌症早期。

前列腺癌越早发现越好治疗。早期癌症的存活率很高，做好忌口，有规律地作息，对将来健康和寿命的影响不太大。晚期癌症之所以难以治愈，是因为癌细胞发展很快，扩大到了其他脏腑，浸润多个脏器或者向全身转移。这时癌细胞肆虐，敌强我弱，宿体体质衰退加速，积重难返。

这里要说的是，PSA 高的人不一定有尿痛、尿不尽的症状。因此 PSA 高初期症状是隐性的，不易被察觉。当医者摸脉发现的时候，嘱咐患者去检查，是很好的一个早期提醒。等到前列腺的癌症扩大到前列腺以外，才会出现排尿困难或血尿等。晚期时会出现盆骨、大腿上部麻木、疼痛等。

十、抑郁和焦虑

抑郁常伴随焦虑。这种脉象摸上去的感觉就是没有生气，枯木之象。什么是生气？生气是气血流畅的表现，核心脉象是"滑"。不管是弱滑、郁滑还是弦滑，总是带有"滑"。

反过来，没有"滑"是什么脉？其一，关脉是平软无力，心肺脉是微弱或者无脉，是脏腑虚损的一种脉象。其二，关脉郁滞浑浊，心肺脉微弱无力。

案例 1

这个姑娘来的时候神情沮丧、气色暗淡无光。我摸脉后告诉她心情低落，非常焦虑，常睡不好觉，心里莫名害怕、恐惧。她说是，好几个月了，最近每天起床后想到要去上班就特别害怕、心里非常抗拒，都不想干了。我问她是做什么的？她说是一名护士，工作琐碎、工时长，还经常被抱怨、被撒气。

根据脉象，开药调理。第二次来复诊时，打开诊室门，我说这是你吗？整个人神采飞扬、焕然一新，穿得也很漂亮，还把自己收拾打扮一番。我和她说她的气色不错，身体应该没有问题了。女孩愿意打扮自己就说明心情好转了。她说是，吃药后睡得好，心情也好了，现在也不钻牛角尖了，也不害怕去上班，能面对工作中出现的问题了。

案例2

这个女士是朋友介绍来的，40多岁。一摸脉心情低落，焦虑抑郁，睡眠障碍、疲劳、月经量少、身体疼痛。我问她心情低落多久了，她说半年。我说我觉得至少快一年了。我问她一年前有什么事情发生，愿意跟我说一下吗？感觉她内心特别苦闷。话音未落，她眼泪就流下来了，一发不可收拾。我递给她纸巾。她跟我讲述了她的故事。我告诉她要倾诉出来才好，对朋友不说，对父母不说，怕他们担心，什么情绪都搁在心里，时间一久肯定出问题。

第二次来复诊就告诉我心情好多了。一共吃了一个月的汤药。告诉我公司派她去外地负责一个项目，虽然一切从头开始，没有任何资源，但是斗志昂扬。

案例3

这个小伙子20多岁，吃不好、睡不好，情绪低落，什么也不想干。我摸脉后问他是不是很容易累，什么也不想干。他低着的头突然抬起来问我是怎么从脉象上摸出来的。我说脉象上的信息量很大。母亲陪着一起来，她特别担心，想问又不敢问，给我发微信询问语气尽是担忧，说孩子天天在屋子里呆着，不是睡觉就是玩游戏，根本不出家门，也不爱说话。去年发作过抑郁，吃了一段时间西药，好转了，没想到今年又复发了。我跟他妈妈说不用担心，人的状态跟身体关系密切，身体调好了就没事了。

　　吃了30付药，小伙子来告诉我身体有一点儿劲了，也愿意学习了，最近在复习准备考研。他很担心会不会复发。我告诉他明年春天他可能状态差一点，并开了两种中成药备用，如果明年春天有复发迹象就吃这两种药。

　　这些年来我治疗了很多抑郁和焦虑患者，中药是可以治疗的。但当下患有抑郁和焦虑的人，选择吃西药治疗的数量庞大，远超过中药。

　　抑郁绝对伴随焦虑，是并存的。两者都是心理情绪上的失控，程度不同，时间越长、程度越重，越难治疗。抑郁患者发病的前提是身体五脏阳气已经亏虚到一定程度（先有身体差），再碰到一件事导致很大一个心理障碍不能逾越，即感情伤害（分手、离婚或者伤害）、家中变故、亲人离世、债务、学业等诱发，这是发病的诱因和心中症结。有的人受季节的影响，甚至没有什么特殊原因，但就是高兴不起来，什么也不愿意干，归根结底还是身体出了问题，多数这种类型的人体质气阴阳均虚。所以治疗要双管齐下。

　　轻度抑郁和焦虑非常普遍，可以说当一个人自己感觉情绪低落、烦躁的时候就是轻度的病态了。当一个人自我感觉要去医院的时候，就是中度，甚至重度了。

　　这种失控的情绪，之所以是失控，就是不能调节和控制不了自己的心态、情绪、念头和意识，甚至行为。好比有的人说，我就是不开心，怎么都不开心，我想让自己开心起来，做不到，生活没有意思，没有什么东西让我感兴趣了。同时伴随无名的烦躁，看到不顺心的就要发火，尤其对自己的孩子、爱人和父母，无法控制情绪的发泄（抱怨、怒吼、骂人，把痛苦转嫁他人）、无法控制心烦的念头（心里烦躁但是无法表达出来，自己内心痛苦）、无法控制自己的行为（打人、损毁物品，自杀的行为）。

焦虑和抑郁除了情绪的低落、烦躁，还会伴随出现睡眠障碍（入睡慢、易醒或者失眠）、食欲减退、懒言懒动（不爱说话不爱动）、疑心多虑、钻牛角尖、心神不宁、内心惶恐不安（总觉得有不好的事情发生，总担心家里人出事），损人毁物，甚至有强烈的自杀倾向。

我常把这种病患描述成：抑郁和焦虑患者就好像掉到一个坑里，这个坑只有 1 米深的时候，我们凭自己的能力还能爬出来，这时候自救是可以的（轻度抑郁可以自救）；当这个坑有 5 米甚至更深的时候，爬不出来了，没办法自救了，必须要借助其他人的帮助，这个时候就要看医生了，因为自我的暗示和调节已经不起作用。

西医治疗抑郁和焦虑的药物多数是抑制神经、抗惊恐、镇静或抗精神病，所以很多单纯失眠的人也在服用抗抑郁类药物，如黛力新、劳拉西泮、阿普唑仑、艾司唑仑等，而且又新研制出很多抗精神病类药物。

中医在抑郁和焦虑的治疗方面，原则是使心神归位、魂魄归体，调和五脏阴阳气血，听起来就不是那么让人明白。简单地说，中药是治人调神，使五脏和，调和的是人体机能，激发的也是人体自我的能量，而不是用药物抑制神经。

轻度抑郁的人我每次出诊都能碰到，我都不把它当抑郁，这些人都会慢慢好起来，是一类小问题，服药 1～3 次就能恢复正常。中度抑郁治疗时间稍微长一点，也能好。

重度抑郁是比较严重的疾病，因为自杀倾向很明显，患者魂神失位，神识被阴邪占据，连自杀都不受控制。

产后抑郁一定要及时给予中药或西药治疗。抑郁是很痛苦的一种心理疾病,容易失控。而且抑郁的妈妈奶水有毒,对宝宝的性格、健康、情绪影响很大。

十一、女子卵巢早衰

现代医学是通过检测激素六项指标来判断卵巢功能是否早衰的。

实际上,中医可以通过摸脉知道女子的月经量情况,能判断卵巢是否早衰,不需要通过检测激素水平。卵巢早衰与月经量是密切相关的。

月经量少到每天不足一片卫生巾的量,这时卵巢肯定出现了早衰。月经量少不一定是卵巢早衰,只有少到一定程度导致内膜持续变薄才会早衰。月经量少到闭经1~2个月甚至半年,也会带来卵巢早衰。

提前绝经的人不仅会卵巢早衰,脏腑都会早衰。

这种脉表现在左关和尺部,一种情况是左关平软,双尺弱;另一种情况是左关平软变滑,双尺沉坠;还有一种情况是左关平软浊,尺脉可以弱也可以沉坠。

卵巢是维持女性生殖功能和分泌雌性激素的主要器官。

月经量少,代表人体的总血量减少,不仅血量不够濡养脏腑、四肢、皮肤,当然也不能濡养子宫和卵巢以及内膜,很多人的子宫内膜厚0.3~0.6厘米,远薄于正常厚度。虽然内膜厚度有一个周期变化:生长、脱落、再生长、再脱落,周而复始,但是否过薄,医者看多了就一目了然了。

内膜很薄的女性,不论20岁、30岁,还是40多岁,都存在早衰。简单地说,月经量少,是外在的表现。内膜薄是内在的真实反应,做B超检查可以看到,没到衰退的年龄而出现衰退,都是早衰。有的会出现子宫的变小和萎缩,甚至是幼稚子宫,以及卵巢的变小。

因此,一块能被水灌溉的土壤和一块长期得不到足够灌溉的土壤,其结果显而易见是不一样的。一朵能得到滋养的花朵和一朵缺水的花朵的色泽和生机也是不一样的，寿命的长短也是不一样的。

　　这个姑娘才 23 岁，过来摸脉，我问她是否月经量少，还有不来的时候。她说她就是来看这个问题的，月经已经 2 个月没来了。我说你才 20 岁出头，月经量就少到了不来，将来岂不是三四十岁要提前绝经。吃了十几付药，月经来了，但是量少。过了一年，这个姑娘又过来找我，因为月经又不来了。同时她介绍过来的姐姐才 27 岁，已经半年没有来月经。我说这已经不只是月经的问题，这种情况怀孕难度增加，需要好好调理。

　　年龄小就已经出现月经量少，或者已经出现月经不能按月来的情况，说明体质更差、提前十年绝经的概率更高。这种情况需要早期调理，调理的时间不能太短，最好半年或者一年来调理一次，而且需要改变熬夜和吃冷饮的习惯才行。否则易伤脾胃，导致气血没有生化的来源，加之熬夜伤了肝肾，从源头上损伤了精血。

　　这位女士 37 岁，来摸脉的时候我也是问她是否月经量少，她说她已经 3 年没来月经了。

　　我特别惊讶，我说："你这么年轻就 3 年没来月经，之前为什么不调理一下？"她回答："我调理了，调理后也没来，我就没再调理了。我觉得影响也不大，不来月经也没啥。"

　　我说："你34岁就停经了，卵巢就不只是早衰，而是开始萎缩了。你的五脏六腑、面容、皮肤都开始老化。与其他50岁左右绝经的女性相比，你34岁就绝经了，相当于你比正常绝经的女性提前衰老了16年。"

　　她听我这么说，有点紧张，问我是否能调好。

　　我回答："你已经3年不来例假，河流已经干涸，我没有能力给你调回来，太迟了。如果半年不来月经的时候，你能引起重视，去找中医调理，还可能能够恢复正常。月经调理周期因人而异，你吃了药没来月经，有可能是吃药的时间短了，不够让气血积攒到来月经的程度，而不是吃药无效。"

　　这是很遗憾的一个案例。

案例 3

　　这个姑娘来也是来看月经量过少的问题，我摸脉后问她月经量这么少，是不是经常熬夜。她说是。我说月经量都少到这种程度了，再继续熬夜下去，只会变得更少，甚至过一段时间就不来了，有可能30多岁就提前绝经了。她眼睛瞪得特别大地看着我说："啊？不会吧。"

　　我说会不会的时间就能印证。

案例 4

　　这是一个阿姨，来调理睡眠的。我摸完脉之后问她之前是不是月经量少，绝经有点早。这个阿姨说她46岁绝经的，一直量就不多。

我说："您看，这个脉象上能够追溯到以前，还能够推算到以后。这说明您的身体在40岁出头就该调理了，提前4年绝经，早衰4年，这是一个加速度的变化，衰老的加速度。"

十二、月经量少

年轻女性要警惕月经量变少。月经量减少就是在给身体敲警钟：该调理身体了。

月经量少只用看左关脉就行，不需要看尺脉。左关平软即是。

月经量少不一定是卵巢早衰。月经量少到一定程度才会引起卵巢早衰。

现在这个时代的女性因体质和熬夜而普遍月经量稀少，子宫内膜偏薄。加上吃的东西没有忌口，长期吃生冷食物，导致子宫温度过低，湿度过大，使得子宫成为一个适合"蘑菇"生长的环境，也就是肌瘤、囊肿等妇科问题滋生。有的人痰湿瘀导致内膜增厚，血量偏大，甚至淋漓不尽，西医只能刮宫或人为让月经绝经。

没有一个合适的温度，就没有生命的孕育。万物生长靠太阳，人体的太阳是什么，是咱们的阳气——温度。

吃生冷食物吃到小肚子冰凉、吃到手脚四肢冰凉，会使体内的温度过低，湿气重而阳气不足。这种情况是不孕不育的第一祸首。即便是着床受孕了，也会因为体内温度不够，阳气不足而停止生长。

月经量少，用西医的方式检查，会发现雌激素水平低、子宫内膜薄。其实，不用想这么复杂，人体的月经量都少了，就说明人体总的血液也少了。因此，月经量只是一个窗口，反映了女性周身的血量。

多数月经量少的人，肝肾阴精都有受损，有一大部分人因为熬夜伤精亏血，一部分人生冷寒凉吃多了，体内寒凝血瘀不通，还有一部分人两者兼而有之，又伤精又血寒郁滞。

这个问题并不是很简单地靠吃几付中药就能解决的，而是取决于目前的身体体质状况和自己是否进行保养。俗话说"三分治七分养"。三分通过医生治疗，剩下七分是靠自己养护。如果有的人吃汤药调理的同时，还熬夜、吃生冷食物的话，神仙来治也是治不好的。

患者自己要改变生活作息，熬夜的要开始早睡了，吃生冷食物的要开始忌口，只有这样做，才能有治疗的成效。疾病不是长在医生身上，医生说破嘴皮，患者不能忌口，不能早睡，天天熬夜，损坏的仍旧是自己的身体。

我们要明白一个道理：吃一段时间中药后月经量增多的原理是，中药在调节气血、排除寒湿、畅达气机的同时增强了脾胃的运化能力，让脾胃把吃进去的饮食物转化、生成气血，周身血液充盈了，月经量也就多了。所以有一部分人吃中药后胃口好了，月经量多了，说明她们的情况相对不太严重。

还有一部分人，月经本身就少得可怜，每次卫生巾上只有一小块血迹，而且颜色暗黑。这是全身血液亏虚的表现。全身脏腑得不到血液的濡养，人体像干枯的河流，面容像憔悴的花朵，整个脏腑显出一种燥象。

临床上很多女性月经量减少，甚至有许多人量极少，更是有很多人年龄刚40岁便停经了。很多人不以为然，实际上无论从身体健康层面，还是从机能衰老层面，这个问题都要引起足够的重视。

女性经血量的多少，代表的是人体血液的充盈度。就是说一个人月经量少得可怜，她是不可能全身血液充盈的。举一个例子，女性月经量好比溪水、河流的水流量，如果流出来的水都少得可怜，源头是不会有很大水流的。

月经量的减少，意味着全身血液津液的减少。血是什么？血是濡养人体五脏六腑、四肢百骸的带有营养的柔润精华。血液量减少，不仅皮肤干燥、面容憔悴，而且性情易怒；容易面色晦暗——面容憔悴、没有光泽，化妆品也掩盖不了面容的锈色。

这样的案例太多，就不一一例举了。但是有一种人，脉象上月经量显示很少，但是本人反馈说量很多，这时一方面要具体问清楚实际月经量，有一部分人参照的对象是快要绝经的量，因此，她会误以为自己的月经量是正常的；另一方面，有的人子宫有肌瘤或者内膜不均匀或者有腺肌症，这些妇科问题会导致经血量偏多。但患者实际的身体血液量是少的，甚至还有的人会贫血。

十三、人乳头瘤病毒（HPV）阳性

HPV 是人乳头瘤病毒的简称，此病毒感染主要引起人类表皮和黏膜的增生性病变，如高危性 HPV（16 型和 18 型）可引起宫颈上皮内病变，与宫颈癌等发生有关。筛查 HPV 是目前女性两癌筛查的主要手段之一，另外一个是 TCT 检查，这两项用于宫颈癌的筛查和早期诊断。

HPV 高危型，这个在脉相上会有提示。所以我在看诊的过程当中，如果摸到有的女生的脉象上有这种情况，我都提示她去做 HPV 筛查。

有一个女生，我摸脉说你要做一个 HPV 检查，你这个脉象容易是阳性。她说我已经打过疫苗了。我说疫苗也不可能百分百有用，从你脉象上感觉存在这个可能性，你可以去查一下。后来检查结果是 HPV16 型阳性，她非常惊讶。

还有一个女生，摸脉后我也建议她去查 HPV，她说，她这两年检测都是 HPV 高危阳性。

有一个女生，我摸脉让她去查 HPV，她说前几个月查了，是阴性。我说好的，但是每年都要复查一次，因为疾病是累积形成的，现在没有，不代表以后没有。就像有的人我摸脉说甘油三酯高，他会说现在体检结果是在正常值内偏高。这个值不是一成不变的，可以发展更高，也可以降下来。

过去几年，西医针对 HPV16 型或 18 型高危型阳性患者会实施锥切手术。但近 2 年来的治疗方案是，建议进一步行 TCT 检查，如果排除癌症，则用西药干预治疗和定期复查。

这个问题既然中医大夫在脉象上能够摸出来，也可以从侧面证明它并非完全因感染所致，而是子宫的内环境寒湿很重，同时伴随阳虚气虚。而且高危和低危在脉象上体现出来的程度也不一样。

既然是子宫寒湿阻滞，伴随阳虚气虚，那么就能够用中草药进行治疗和调理。这种情况即便体检没有检测到 HPV 高危型阳性，它也提示了患者存在其他的妇科问题，比如盆腔积液、肌瘤、囊肿、息肉等。因为体内的这个环境是适合生长蘑菇的高湿度、高热度的环境，那么在子宫或者盆腔生长这个"蘑菇"是早晚的事情。这里"蘑菇"指代所有的增生物。因此用中药来改变体内环境，是治疗所有疾病的根本，也是唯一治愈的内在因素。

化州治疗癌症很有名的董老师很早就提出了"环境治"，除了要关注患者生活的环境外，还要治疗患者体内的肿瘤环境。我们给自己身体制造了一个适合肿瘤生存的环境，那么肯定容易长肿瘤。

这个与男性 PSA（前列腺特异抗原的简称）超高，在脉象上是一样的体现。

十四、甲状腺结节 / 肺结节 / 乳腺结节

结节是在寸口脉中摸脉时感受到的异常脉气点：短小或微小而坚硬的手感。

根据所在部位不同，结节名称不同：甲状腺结节、肺结节、淋巴结节、乳腺结节、前列腺钙化灶、胆结石等。这种短小偏硬的脉气可以出现在寸部、关部和尺部。

结节类脉气点的特征：质地硬、微小。手指摸到的结节大小乘以 10，约是实际的尺寸。

有些人体检时查出来有肺结节、乳腺结节、甲状腺结节等。但体检报告上一部分只写结节的名字，不写级别或大小。

结节的级别越大，提示程度越重。如结节 2 级、3 级都是安全的，但结节 4 级就不在安全范围了，因此体检中心或者医院都会让患者做穿刺检查，看看有没有早期的癌细胞，一旦发现癌细胞，多数要求手术切除。

案例 1

这个姑娘 30 岁出头。几年前曾经找我调理过，她知道我摸脉用药比较准，介绍了很多朋友来调理。有一天她来看诊，我一摸脉，发现她身体问题有点多：乳房刺痛、胸闷气短、疲乏无力，腰酸、腿沉，月经量少，失眠，胃酸。然后我说她还有甲状腺结节。她说是。我又说可能还有脂肪肝，她说是，刚刚体检了。我说那我给你好好摸摸脉。乳腺结节？尿酸高？她说您真是太厉害了，我正好带了体检报告来，报告上都有。

案例 2

这个姑娘两年前来找我调理过。因为住得远，来一趟不容易，得穿过整个北京城。今天又过来看诊。我刚刚把手搭到她的手上，还没开始给她做中医诊断，我就说："你甲状腺有结节，你知道吗？"她很惊讶地说："哎呀，这您都能摸出来？刚刚检查出来有，我今天带了体检报告来。"我说："你的太明显了，我的手刚搭上你的脉，都不用集中注意力，它自动跳到我手上了。"

这个女士也是我的老患者，认识好几年了。这次因为 3 天前晚上呕吐剧烈，1 小时 1 次，冷汗直冒，浑身无力，直到第二天才好转，不呕吐了，但是恶心打嗝一直存在，胃也不舒服，身体还是很无力。我摸脉后告诉她这些都可以调。另外我和她说，她的子宫有肌瘤，甲状腺有结节，乳腺有结节，肺上还有结节。我告诉她其他可以不查，但一定要拍一个胸片。因拍片需要预约，一个半月后她来找我，告诉我右肺下叶磨玻璃结节。

有几种情况需要提醒患者去医院复查：

1. 摸脉时摸到结节类，要询问患者知不知道自己有甲状腺结节或者肺结节又或乳腺结节，因为有一部分人并不清楚。

2. 摸脉时手指下感受到的结节脉气点如果不光滑、粗糙等，要及时提醒患者需要复查。

3. 摸脉时手指下感受到的结节比之前体检报告里结节变大时，需要提醒患者复查。

十五、肌瘤 / 囊肿

《黄帝内经》云："有诸于内，行诸于外。"就是说体内有东西，必定会在外面看到相应的表现。

比如说望诊，看到有的人眼角有小的、凸起的疱样物体，就是胆囊息肉或者胆汁淤积；又或者看到有的人眼目下发青，环唇口发青，就知道这个人胃肠寒湿比较重，饭量不大，胃口不壮，而且肝气克乘脾土，着急或紧张就想上厕所。这就是《黄帝内经》中这句话的意思体现。

《黄帝内经》的这句话可以放在任何地方，如脉诊、面诊、舌诊、腹诊、耳诊等，甚至与中医无关的人事之中。

肌瘤的脉气特征是有形的实物，因为肌瘤是一团瘀血，在 B 超上看到的是一个凸起的显示。肌瘤的脉气团也是一个实物，不是空虚的。多发的肌瘤就是多个连在一起的实物。

囊肿是个空的、囊性的包块，一部分里有液体。因为脉气体现也是一个圆圆的囊气，摸到像气泡一样的形状，就是囊肿。气泡感是什么感觉？首先大家都见过吹泡泡，孩子把一个小圆圈的棒棒在肥皂水里蘸一下，用嘴一吹，就会出来很多气泡。气泡外面一层是有形的，里面是空气。囊气也是一样，手上摸到的一个小小的气泡也是外面一圈是有形的，里面是空的。

多练习，反复去摸，就能摸到。

在左关就是肝囊肿，在尺部侧面就是卵巢囊肿，在尺上部就是肾囊肿，在尺部正中就是排卵的卵泡。

案例太多，我就简单摘录几个。

案例 1

这个姑娘 18 岁，在国外读书，暑假回京。她妈妈在我这里调理得挺好，就带女儿过来看看脸上的痘痘。我摸脉后发现她卵巢有一个囊肿，建议她妈妈带她去医院做 B 超检查一下。我说这次先把药给用上。后来带着 B 超报告来，确实有个囊肿，直径 3.8 厘米。返回国外前共吃了 18 付药，B 超检查囊肿小了一半。她妈妈就不担心了。

案例 2

这位先生是我的一个老患者，自认识我以后每年都来调理。2019年过来的时候我摸到他肝上有个囊肿，去一家医院检查是肝血管瘤，又去另一家医院检查是肝囊肿。我跟他说不用担心，肝囊肿不会病变。后来吃了一段时间汤药，肝囊肿和脂肪肝都消失了。

案例 3

这是一个宫颈癌摘除子宫后一年的患者，来找我调理浑身无力和失眠。摸脉时发现卵巢有一个囊肿。我问她当时手术是全切了还是保留了卵巢。她说保留了卵巢。我说这次我发现有个卵巢囊肿。她特别惊讶。去社区医院检查，发现确实有一个混合型的囊肿。

案例 4

某年，有一个邻居来我家，过去她曾找我调理过，很信任中医。我给她摸脉时发现她子宫有个卵泡发育得很好，跟她说如果你准备要二胎，这两天可以备孕。结果她真的怀孕并生了男孩，当然这是偶然，能摸到卵泡需要机缘。

第 5 章

为医者，摸脉第一步须知

"切而知之谓之巧"。摸脉看似是一种技巧和方法，但是能够在触摸到患者寸口脉几秒做到融会贯通，指下了然，症状、心态和处方用药都昭昭然，那绝对不只是技巧可言。

小时候我喜欢看武侠小说，也有一个武侠梦。我就常想，初学功夫的人肯定要练习基本功，然后再练习招式。早期的时候招式都练习得很生硬，随着反复的练习，这些招式就变成了身体的自然反应，行云流水，浑然天成，而不需要思考下一个招式是什么。与人比试的时候，招招式式都是防御或者攻击，是无暇思考用什么招来对什么式。

武功的最高境界，就是所有招式都练会，然后都忘掉，把所学的功夫也都要忘掉。为什么要忘掉？忘掉的目的是把所有招式和功夫路数全部融会贯通，成为本能反应。这样就不再存在哪一派的功夫或者哪些招式了。

这就是《道德经》所云："天下万物生于有，有生于无。"

高手在菜鸟时学的东西都是从"已有"学到的基础，通过不断学习百家之后，融会贯通变为自己的东西，这就变成"无"，创新即是"无"。当他再传授自己徒弟时，他的"无"又便成了徒弟的"有"，等到他徒弟自己融会贯通之时，便是"无"。

下面教授的都是"有"，期待大家变成自己的"无"。

第 1 节　持静心

开篇便是"持静心"。

也许很多人会想，只是一个脉法，又不是修行，需要持静心吗？

一、医者本是修行人

古代但凡是医术高明的大夫，本人都是一个修行家，那个时候称为"真人"，即《上古天真论》里的真人。参透天地，人体需要的是智慧。静能生慧，只有让心静下来，才能接受天地的信息，而明白大、小宇宙的生命规律，对患者做出正确的诊断，不管用药还是用针或者其他治疗方法，才能灵验。

私欲太多，则心不容易静下来，总是会思绪连篇或心浮气躁。心神的清净、安定、专注能提高敏锐度、觉知力，感受到更多天地、人体能量信息。这对于摸脉来说，是一个要求；这对于医家来说，是修己度人更高层次的需要。

古代医家圣人是要修行功力的，所以不存在刻意的静心。但是现在的我们，心浮气躁，很难坚持一段时间做一件事情。如看书，很少人能坚持半小时看书，念头一闪想起来袜子没洗就去洗袜子，洗完袜子又去吃东西，忘了看书。

古代很多人也许不需要做"持静心"的练习，因为外界的干扰少，他的专注力很强，私欲少，达到了修行的状态，瞬间就能进入一种"静态"，在这种状态下注意力高度集中，能敏锐地感受或捕捉到很多信息。

二、心、念、意、神和气在手指的凝聚

我摸脉的时候，手指一搭上患者的脉，瞬间就非常专注，外面怎么嘈杂都影响不了我，我的心、意、念、神、手感和气感全部凝聚在指下。

　　我还记得十年前在河南某村子里义诊的时候，村卫生所围满了赶过来的村民，他们坐在一起聊天，声音特别大，但是对我一点影响也没有，耳朵能听到很多嘈杂的声响，但是我的心和注意力没有被分散，也没有让我升起烦的念头，我的注意力、心神和气都集中在手指下的感觉上。

　　但是，现代很多人达不到这种状态，思维不能集中，总是很快从一个念头跑到另外一个念头，思绪收不回来或不能坚持太久。这样，就需要做"持静心"的练习，经过这种心灵涤荡之后，心能够澄清下来，不仅对自己的健康大有裨益（守神方能守形），而且对于学习摸脉，甚至学习其他任何技能，都能更快进入学习法门（举一反三，一通俱通）。

　　佛家要求持戒定慧，就是因为守戒方能完善道德品行，修定才能平静内心，当内心平静时方能生出智慧。道家讲清净虚无是要求心境洁净，不受外扰。以清净为本，无为是用，方能得道。

　　而对于医者而言，持静心，小则在摸脉时心无杂念，才能更敏锐、直观、准确地感受到患者寸口脉上的脉势、升降、虚实，理法方药才能顺势而出，这是治"身"的层面；大则能知患者的心性、情绪、未病以及病情的转归。知道这些后，才能把患者身体上、中、下焦存在的问题讲述出来，让他明了；通过心理及生活指导，把患者身体尚未爆发的疾病止于无形，甚至延长患者的寿命，这是治"心"的层面，也是治"神"，心与神往往是不可分割的，心藏神，神舍于心，心神合一。

三、孙思邈的持静心及参透天地变化的故事

　　唐代孙思邈是位颇具传奇色彩的人物，年轻时被称为"圣童"，仙逝后被尊称为"药王"。《大医精诚》是他论述医德的一篇极重要的文献，其始即曰："凡大医治病，必当安神定志，无欲无求，先发大慈恻隐之心，誓愿

普救含灵之苦"。这里"安神定志"就是心无旁骛，精神内守。"无欲无求""大发恻隐"，此时心念的能量才能开启。

大家也都知道孙思邈是位道士，独以医学著称于世，在道教宫观里有"药王殿"，都供奉孙思邈的塑像。他不仅自身修道，还能参悟人道、天道，以天道应象人道来治病救人。

讲一个关于孙思邈的故事。一次他的学生卢照邻问了老师一个问题："名医能治愈疑难的疾病，是什么原因呢？"孙思邈的回答十分精彩，他答道："对天道变化了如指掌的人，必然可以参政于人事；对人体疾病了解透彻的人，也必须根源于天道变化的规律。"天道变化是那么简单就能参透的吗？所以需要持静心，开悟性。

他说："天候有四季，有五行，相互更替，犹似轮转。那么又是如何运转呢？天道之气和顺而为雨；愤怒起来便化为风；凝结而成霜雾；张扬发散就是彩虹。这是天道规律，人也相对应于四肢五脏，昼行夜寝，呼吸精气，吐故纳新。人身之气流注周身而成营气、卫气；彰显于志则显现于气色精神；发于外则为音声，这就是人身的自然规律。阴阳之道，天人相应，人身的阴阳与自然界并没什么差别。人身的阴阳失去常度时，人体气血上冲则发热；气血不通则生寒；气血蓄结生成瘤及赘物；气血下陷成痈疽；气血狂越奔腾就是气喘乏力；气血枯竭就会精神衰竭。各种征候都显现在外，气血的变化也表现在形貌上，天地不也是如此吗？"

读完这一段天人相应的文字，是不是对我们大有启发呢？自然界物象如雨、风、霜、虹在人体阴阳失衡时表示为寒、症瘕、湿、热等。中医的精髓也就在此，到自然界中去寻找答案，在人体中寻找相应的"象"。在心不足够清净时，心力发散太过，我们的感知力、觉知力就比较差；而当我们凝神守一时，万念聚而唯一，我们的觉知力、感知力就会提高。持静心的目的即在于此。

四、持静心的练习方法

1.每日诵读《心经》、《清静经》或《金刚经》或其他正能量的经文，体会经文中的含义，直到熟练背诵。平时在心烦不能自我化解时，背诵几遍《心经》或《清静经》便能自行从心烦中解脱出来。

2.打坐：闭目盘膝而坐，调整呼吸，将注意力集中在呼吸上，手放在舒适的位置上，不用管自己纷繁的念头。一个念头起一个念头灭，不停驻念头即可。可以散盘和双盘、单盘。姿势并不重要，舒适是关键，只有坐得舒服了才不会分散注意力。打坐的特点是"观察呼吸而不关注念头"，坐得住，坐久了自然能静。打坐结束后要活动筋骨。

没有打坐过的，可以尝试静坐5分钟、10分钟，待可以静下来后，打坐在30分钟左右就可以。30分钟是气血流注一周的时间，与针灸留针30分钟相同。

3.站桩：两足开步同肩宽，两膝微屈，两臂曲抱于胸前或腹前，双手距离约10厘米十指相对，然后足尖内收。

调整身形：头放正，下颌略内收，双肩同高、沉肩坠肘。

周身放松：从头顶开始检查，逐一放松周身，直至双膝、双足踝、双足（图5-1-1）。

保持此姿势5分钟或10分钟，待可以静下来后，站桩保持在30分钟左右即可。

4.心情烦闷的时候，到鸟语花香、树木林立的公园、山林，做深呼吸，很快就能身心清静，烦恼消除。

5.培养一种兴趣爱好，比如书法、音乐、养花等等，很快能让人投入其中，疏心解郁、宁心安神。

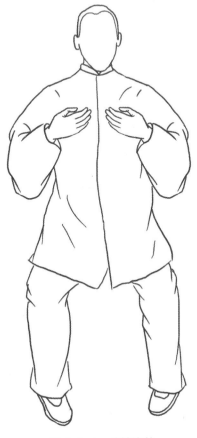

图 5-1-1　站桩姿势

第 2 节　懂脉之"象"

一、象思维

中国人的思维方式自古是一种"象思维"，或者称为"取象思维"。脉象的"象"字告诉我们，摸脉其实就是通过摸脉来意会手下这个"象"！这是中国传统文化根深蒂固的一部分，已经融进我们的思想。

古诗词很美，吟诵古诗时，脑海中能出现一个"意境"，这就是古诗通过文字和语境给我们大脑产生的一个"境象"；欣赏中国画，寥寥数笔，高山、松柏、亭台都在眼下，这是"山水象"；听京剧，人家唱，我们脑海中出现一幅幅情节画面，这也"景象"。

王叔和《脉经》27脉与李时珍《濒湖脉学》28脉中，脉象的名字也取的是"象"。比如滑脉："往来流利，如珠之走盘。"这种比喻让人在脑海中产生一种"图象"或者"画面感"，出现大珠小珠落玉盘的流利感。又比如洪脉："脉大而有力，如波涛汹涌，来盛去衰。"这种象可以让我们产生波涛拍岸、洪水汹涌的意境。

二、脉气的强弱虚实形成不同脉"象"

脉的"象"是怎么形成的呢？

是人体气的强、弱形成了脉象的有力和无力。

是人体气血或病理产物痰、湿、瘀的瘀堵造成了脉象的堵塞。

是外邪的侵犯如风、寒、湿、热造成了脉象的形态是紧、是濡、还是数。

是情绪的压抑、忧愁、抑郁、怒火造成了脉象的沉、滑、不及和太过。

一方面，人体内气的一定量在脉管的多寡、强弱造成脉管的振动，这个振动频率的快慢、有力无力和流畅与否因人而异，产生不同的感觉和形态。另一方面，气在运行时受到阻碍形成脉管局部壅堵（聚）、空虚（散）、虚无（无）的感觉和形态（图5-2-1）。

想想路面的交通堵塞就很好理解，车流本来很畅通，行驶到交通事故地段，车流开始行驶缓慢而堵塞，堵塞的地方车辆不能通过，因此堵塞前面是空虚的无车状态。

要知道，气充斥于人体的四肢百骸，是人生命活动的动力。肺主一身之气，肺朝百脉，因而摸寸口少太阴肺经之气而知全身之气。恐怕这就是最早的全息理论的应用了。

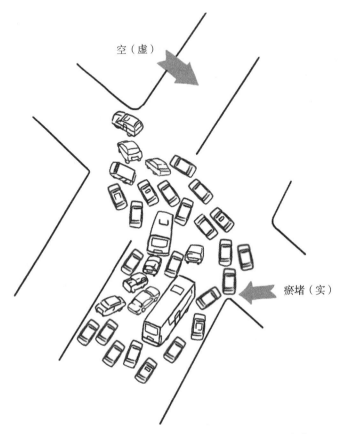

图 5-2-1　聚集变成瘀堵（实），实旁有虚

简而言之，我们摸脉摸的是气在脉管的表象和形态，包括气的盛、衰、盈、弱，气的升、降、开、阖；气的聚、散，气的流动和涩滞等。

三、内有物则脉必是有形

如中医称为积聚、癥瘕、痰饮，现代医学称为结石、囊肿等阻滞气血流通，不管脉或滑或弦或紧，而手下必有坚刚转指之物。因此积聚、癥瘕是体现在脉上的，故可以摸出。

气在脉管里流动，如果脉气充盈的话，脉管就是充盈的、饱满的感觉。这充盈转化成文字就是"有力为实"。对手底下手触摸脉管的感觉，自然在脑中形成一种"象"，可以粗略地理解成想象、形象、印象、意境。

为什么有的医者能摸出患者肝上有囊肿、子宫上有肿瘤？这就是"有诸内，必形诸外""内有物，脉必有形"，也就是说这个脉气能把病体的形状给显示出来表露于外，脉气取的是一个"象"，脉气对于一些小的病灶就会产生一种小的"象"。

四、内空虚则脉柔软如棉

如果脉管里气不足或处于亏虚的状态时，脉摸起来就是柔软空虚或者干瘪的感觉。这干瘪转化成文字就是"无力为虚"。

如失血、亏血、少气、泄泻、精亏之类，脉气不足，故脉形细弱、濡、涩、缓，而手下必柔软如绵。

有的人手术摘除了某个脏腑，如手术摘除子宫，尺部能摸到空虚的脉气。有的人月经量少或者贫血，故亦可以摸出。

不管我们摸气的跳动也好，还是气的聚散也好，都需要从脉中感受一个"象"。中医有一种思想称为取象比类，就是指我们在自然界中看到的一些事物、规律、道理，可以把这个"象"应用到很多方面。作为一名合格的中医人，应该认识自然、感知自然，向自然取经，将自然的"象"应用到医学中来。

第3节　明升降

升降是向上、向下的运动。不管是物体，还是炁，都可以有升降运动（图5-3-1）。

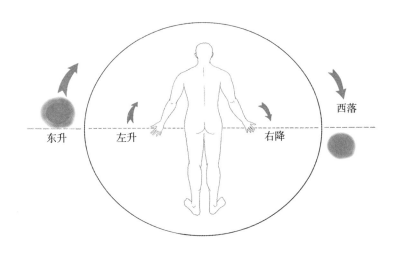

图 5-3-1 人体升降和大自然的升降一致

一、观自然，明升降

太阳东升西降。

人昼作夜息，昼升夜降。

动物冬眠春醒，春升冬降。

植物春生、夏长、秋收、冬藏。

自然界最明显的天、人、动物、植物都有其升与降的运动规律，这是整个大自然的运动方式，是其所表现出来的生命的形式。

植物在春天生根发芽，在夏天长得最为茂盛，在秋天收获果实然后秋叶凋蔽，在冬天蛰伏封藏为来年春天的生长储蓄力量。这一切的升降运动就在我们身边。有升降，就有生命。

万物有生有灭。生即是升，升和生在某种意义上是一致的，是生机与升发之势，是阳的代表，是生命力第一阶段的象征。

灭是降，降即是灭，灭不是消亡，而是气的收敛、沉降之势，是阴的代表，是生命力第二阶段的象征。

万物生生不息，不生不灭，不灭不生。升降循环不息，有升即有降，有降即有升。

升是为了更好地降，降是为了更好地升。余老师曾经用砍柴的例子解释过"欲升先降，欲降先升"的道理：当我们挥动斧头想用最大力气劈柴时，是不是先要把斧头抡上去，斧头才能以最大力度降下来？这一升一降要一气呵成才能发挥最大功效。如果把斧头抡上去停到半空，停顿，再使全身力气把斧头拉下来劈柴，不仅费劲而且效果不好。

二、升降是自然之道，万物法则

一降一升也是一阴一阳，升为阳，降为阴。一阴一阳谓之道。道者，寄予理法于其中。

人不能没有生老病亡，物不可以没有生长化收藏。

太阳不可能只升不降，电梯不可能只降不升，适宜人生活的四季不可能只有春夏而无秋冬。四季明显的地区才是适宜居住的，热带干旱地区人比较难健康长寿。

升降是"用"，其"体"是中医之气，一种能量。电梯在升降过程中，我们看到的是电梯在做上、下运动，但如果没有电能，电梯的升降便不能实现。

对于人体而言，血液的循环是靠气的推行才能实现，脏腑功能也是靠脏腑之气的升降运行实现的。

因此，从自然万事万物可以知道：升降的循环正常才是生命的标志，如有升有降，循环往复。升降循环的破坏是生命受损、疾病产生的原因，如升多降少，该降不降。

《素问》云："升降息则气立孤危。"这句话把升降的重要性体现了出来。地球绕太阳公转产生太阳相对于地球的东升西降，地球的自转产生了春夏秋冬四季更替，这种运动不仅产生了升降变化，同时地球与太阳的不同位置和距离产生了温度的变化，其温度用数值、曲线表示也是一种升降变化。

三、观天地以应于人

自然与人体的映射：人与自然相应，太阳东升西降，人体之气左升右降，左手脉主升，以升为顺，右手脉主降，以降为顺；人体左侧之气以升为主，人体右侧之气以降为主（图 5-3-2）。

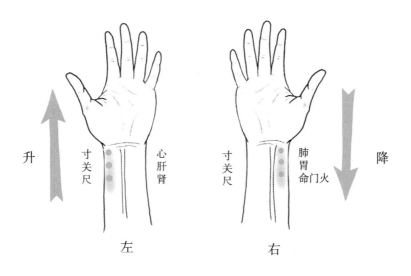

图 5-3-2　左手脉升，右手脉降

左手心肝肾属阴主血、右手肺脾肾属阳主气，阴升阳降，左升右降，因此肾水上升济肝木，肝木得水之濡养方能生心火。肾水如何上济肝木？靠的仍是肾中阳气蒸腾气化肾水所致。

阴升是气带动水液的蒸腾。

左手肾水上升涵养肝木，肝木得养则蓄藏血液并能使情志调达，肝气升发能把蒸腾的水汽上达，来接济心火，使心火不亢。

左手升已则降，右手阳气下降封藏。

右手肺气敛降辅助胃气通降，胃气通降有助于肾气封藏。气最终封存于肾。

这左手升，右手降，便是一气周流，便是气的圆运动，只是这个气的运动不是闭合的，而是螺旋式上升，周而复始，循环无端，如同 DNA 结构图（图 5-3-3）。

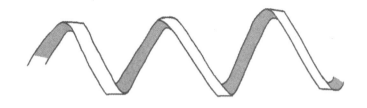

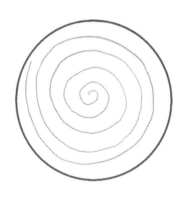

图 5-3-3　升降循环无端，是气的圆运动

第 4 节　观出入

一、出入是正气和邪气的通道

出入是向外、向内的运动。升降出入是自然界万物的基本运动形式，人

体也不能例外。

李东垣说：有春夏之升浮才有秋冬之沉降，万物得以生长化收藏。升降出入不仅是人体精气运行的方式，也是病邪或者病理产物排出体外的"出路"，即治疗中要"给病邪以出路"。不管是用扶正祛邪，还是单纯祛邪为主，病邪需要一个"途径"离开人体（图5-4-1）。

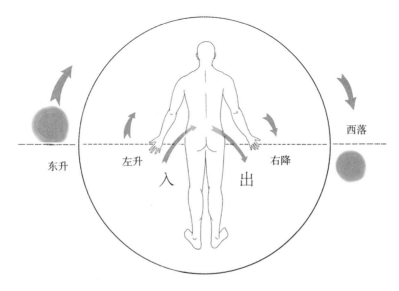

图 5-4-1　出入是气的交换方式，也是邪气进出的通道

因此，升降是人体之气的运行方向，出入是正气和邪气之通道。比如，鼻子呼吸清气，吐出浊气。吸入体内的清气与谷气和化成宗气，聚集在胸腔，这是人体的正气。邪气，指的是风寒暑湿燥火，简称六邪。它们侵犯人体，可以有深浅不同、部位不同。比如受凉了，寒凉之气可以通过毛孔侵犯体表，表现为流鼻涕、打喷嚏，也可以深入肌肉导致肌肉酸痛。

邪气侵入人体导致的疾病，就需要把邪气从人体赶出去。张从正的汗吐下三法治百病就是给邪气留出路。凡向上的即为吐法，凡升散的即为汗法，凡向下的即为下法。那么在上则为口鼻，在下则为二阴，在全身则为汗孔。

归根结底，食物的摄入靠的是口，空气的吸入靠的是口鼻，消化吸收后的食物残渣的排出靠的是肛门，水液代谢的尿液排出靠的是尿道，汗液的排出靠的是皮肤毛孔。这就是身体正常的出入。

在病理上，口鼻吐出痰浊鼻涕，或者呕吐饮食物；二便通过排出消化后的残渣来降六腑之污浊、痰湿、水液等；汗毛孔通过排汗来疏散脏腑温度或者疏散所受风寒之邪等，这些都是身体的出入。此外，机体并无其他之排邪出路。

《黄帝内经》及古代医家"去菀陈莝"的用意就是采用通降泻浊的方法使得积攒在人体胃、肠、胆、肝的邪气（邪气可以理解为对身体有害的毒素）从大便排出。

二、出入是治疗的方法和手段

《素问·阴阳应象大论篇第五》云："故邪风之至，疾如风雨。故善治者治皮毛，其次治肌肤，其次治筋脉，其次治六府，其次治五藏。治五藏者，半死半生也。"

这句话的意思是说风邪侵袭人体的层次不同，浅表在皮毛，深一层在肌肤，较深在筋脉，然后是六腑，最深就在五脏了，怎么让邪气外达？风邪之速疾如风雨，因为在得病初期，风邪还在皮肤浅表时，邪气不深，赶紧将邪气从皮毛驱散，这就是善治皮毛。

如果病只在浅表的皮毛，却用药治疗深层的脏腑，不仅属于误治，还有可能使之成为"坏病"，同时引邪入里，害人于无形之中。同时也说明如果疾病已发展到五脏，是命去一半了，好比肝癌、肺癌、胃癌早期，都是脏病，脏病从病位来说是最严重的，早期癌症治疗还能存活，晚期癌症就很难治愈了。因此《素问》曰："治五藏者半死半生也"。

因而不管病邪深浅，其治疗的方向有"向外性""趋表性"，此即为治愈方向，否则背道而驰则为"传里""引邪入里"，反而使疾病在无形之中"恶化"。好比家中有贼，肯定应将贼往外赶，不会留在家里，这个道理与治病中的"驱邪"是一样的。

当然也有例外。《伤寒》中也有"急则救里""表里双解"的特殊情况。《伤寒论》认为病在腑易治，以实证居多，下之则愈。而病在脏或者在血则为难治，以其病邪太深之故，故而治疗法则是一层层向外透邪为解。

第 5 节　懂医理

中医理论有很多，涉及面也很广。《中医基础》这本教材中的中医理论都要熟记。

学医者不可不知医理。有些医理看似简单，但很容易与临床脱节。脱节的意思就是说把理论单单挑出来，都能看得明白，可是结合人体结合临床，就忘记了如何去分析、运用。这说明没有熟悉到深入骨髓，成为身体的一部分。

我归纳几个比较值得注意、在临床运用较多、恰巧平时被很多大夫忽略的医理。

一、气化

中医教科书说，"气化泛指气的运动及其产生的各种变化"。这个概念很模糊，对于气化到底是什么也没说清楚。

气化在《黄帝内经》中提到过这么几方面：有自然界里的气化过程、人体存在的气化。其相关内容是：

（1）自然界寒热、阴阳之气的转换。

（2）五运和六气的化生。

（3）生命过程中气－形－能的转换。

我们都知道，阳气的特点具有升浮性，可以推动、温煦、防御和固摄血液、内脏及情绪的功能。阴气的特点是沉降性，有凉润、宁静、抑制血液和脏腑及情志的作用。气化就是阴、阳这两种能量交会产生的能量的转化（图5-5-1）。

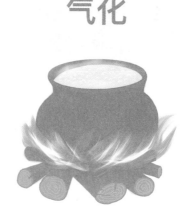

图 5-5-1　气化。火力（即阳气）可以化水为气

在自然界里，天为阳，地为阴，是一对最大的阴阳之气。阴、阳之气的交会产生春、夏、秋、冬四个季节和温、热、凉、寒的温度变化，以及昼夜长短的变化。春天适合播种；夏天物种生长旺盛；秋天收获作物；冬天万物蛰藏，养精蓄锐，等待来年春天的新生。因此，天地的交会产生了适合人类生存所必需的环境和物质。

结合人体而言，阴阳之气的交会可产生能量的转换，无处不在。阳气升浮，有推动、温煦、防御和固摄的功能。阴气沉降，有凉润、宁静、抑制作用。

气推动血液运行，血液凉润使气不燥；心肾之间，肾水上济心火使得心火不亢盛，心火下降于肾水，使得肾水不寒；五脏的体、用关系如肝气有余则容易亢奋和暴躁，以肝血濡养则肝气自然柔和；等等。这都是阴阳二气交会产生的变化：阳气多则亢，以血来养则宁；血多则寒，以阳气来化则温。万变不离其宗。

形象地从日常生活中取象，最容易理解：炉子上烧着水，炉子下面架着柴火，火能把水加热，然后蒸腾产生水蒸汽的过程，称为气化。对于人体而言，柴火就是阳气，温度产生热能，热能可以加热水温。气化的产物是如水遇到火变成蒸汽的一种雾露的精微。

形象地观察节气天气的变化：盛夏，阳气最盛，蒸腾地气，空气中的湿度加重，甚至凝结成云雨，因此小暑、大暑不仅是一年中最热的时候，也是一年中湿度最大的时候，对于某些地区而言雨水少，因为酷热的温度蒸发了水汽，土壤出现伏旱。而到了白露，天气（阳气）渐去、地气（阴气）逐渐加重，由于天气逐渐转凉，白昼阳光虽热也不如暑天炽烈，太阳一下山，气温便很快下降，夜间空气中的水汽便遇冷凝结成细小的水滴，这就是"白露"称谓的来源。

如果是在暑天，因天气（阳气）盛，温度高，水汽都被蒸腾，是不会形成小水珠的。因此，空气中的湿度就是气化的结果，白露的小水滴在太阳出来之后就消散、蒸腾，这也是气化。

当然，生活中和自然界有很多气化现象都是天地、阴阳之气的交会产生的，需要我们用眼睛和身体去观察和体会自然。

二、水火既济

水火既济中医称为心肾相交，从卦图来看，坎为水在上；离为火在下（图

5-5-2）。因为火性上炎，火性是往上蒸腾的，所以烧火的时候，器皿是放在火的上面，而不是下面，而且火的外焰温度比内焰温度高。这是自然界的现象。而水性是润下的，是往下流的，所以水在上可以往下去减弱火的燥性，火焰炎上，可以使水变得温暖。

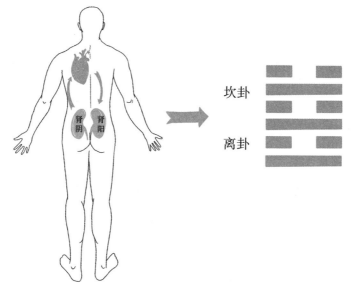

图 5-5-2　心肾相交之后才是水火既济卦

于人体而言，心居上焦上位，所以心阳要下降，来温暖肾水，使肾水不至于太寒，这样人体下半身不会太寒冷，上半身也不会因为火热太盛导致烦躁、失眠、口疮、头痛、脑出血等。同时，肾水通过肝气升发，上济心阳，使心火不至于太亢盛。亢盛都为病。这是中医的阴升阳降的道理。在人体功能上，心火下行于肾，肾水上行济心，方为既济。

而现实情况并非如此，很多人熬夜、伤精、恣意生冷，导致心肾不能很好相交（称为心肾不交），心火越发上炎，导致皮肤毛发焦燥，掉头发，脸上长痘痘，烦躁，失眠。而心火不下行，导致肾水不温，而产生女子宫寒，男子精液不化、少精。白天困乏，晚上睡不着，腰酸冷，四肢发凉等都是这类问题。

再看看心肾不交的卦象：水火未济（图 5-5-3）。

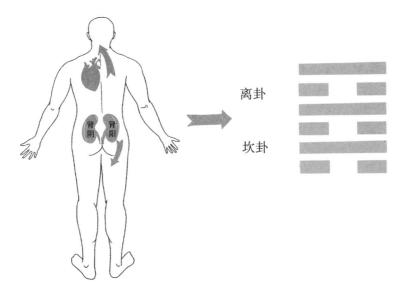

离卦

坎卦

图 5-5-3 心肾不交则诸病丛生，水火未济卦

下坎上离，离为火为心，坎为水为肾。火向上炎，水往下润，两两不相交。阴阳相交则生万物，生命的生生不息在于阴阳的不断交会。天地是最大的阴阳，天地之气的交会，才孕育了自然界的万物。

三、釜底之薪

胃为仓廪之官。所有饮食从口入后，首先到达的是胃。胃像一个容器，受盛所有吃进去的东西：寒热、软硬、酸苦甘辛咸，因此胃很容易受到"食伤"，而且是首当其冲。饮食从口入后，经过咽、食道、胃、小肠、大肠，然后从肛门排出，中医称为"传化物而不藏"。就是说这些通道都是向下传导消化饮食的器官，如果饮食物在这些地段聚积，那么就会让身体难受，如吃不下，拉不出，同时还会影响五脏六腑之气的运行。

釜是古代的一种锅；薪是柴火。釜底之薪的意思是指烧火做饭的锅下面燃烧的柴火。锅下面的火力很微弱，可想而知煮熟一锅饭会比较慢，而且有可能是夹生饭；火力太大则有可能将锅里的米饭烧焦了。烧焦了的米饭失去了水分好比是胃的津液不足；夹生饭是胃的腐熟水谷的功能减弱，势必不能很好地吸收饮食物中的营养，而使食物滞留在胃肠之中，久而久之变生许多消化道的疾病，如打嗝、反酸、烧心、胃胀、大便不畅、食欲不振等（图 5-5-4）。

釜底之薪

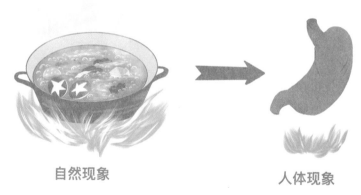

自然现象   人体现象

图 5-5-4   人体与自然同步，需要有火力（阳气）才能运化水谷

这种时候怎么办？降胃气、消食导滞是常用之法，或者对于爱生气、情志不畅的人用疏肝健脾的方法。但有些时候这些方法并不奏效，这时候需要益火，也就是"釜底之薪"中的薪火，火壮才能正常消磨水谷，不至于让水谷在胃肠积聚。就和做饭一样，火力足，饭菜才熟得快，火小饭菜熟得慢，还可能夹生。中医把这种治疗方法称为"益火补土"或者"补火暖土"。这种方法临床常用，效果很好。

四、中医的整体思维

中医的整体思维来自天人合一的自然观，也就是天地同律。古人通过取天地之象的变化，遥想天地阴阳之气生成的人，人如果要健康，就要法象天地，经络气血的运行与天地一致，生活作息应顺应四时变化，等等。中医看问题和治病绝不是只看局部而忽略整体，因此，不是头痛医头，脚痛医脚的局部治疗。当然也不是治疗某一个症状，而应该是全身整体治疗。

一方面，人是一个整体，五脏中一脏气血出现了问题或者说一个脏病了，必然累及多脏。因五脏相生相克原理，人在生病时不可能一脏独善其身，因此多个脏腑受到牵连，治疗时需要有整体治疗思路。

怎么调整体呢？五脏就像天空的星星，它们悬挂于人体腹腔这个空间，每个脏腑都有本脏气血的循环，这是小循环，而人体腹腔的任督二脉才是构成这个空间的大循环，也是人体最大的升降系统。五脏是以心为中心的太阳系，其他四脏受到心的"引力约束"而保持位置不变并且悬空于腹腔。因此，五脏成为一个有机整体。六腑是五脏的"出路"，一阴一阳谓之"道"。《黄帝内经》曰："五脏者，藏精气而不泻也，故满而不能实。六腑者，传化物而不藏，故实而不能满也。"因此，整体治疗就是用少数几味药以调顺人体天地之气的运行为主，辅佐以本脏治疗用药及本腑用药，给邪以出路。

另一方面，人与周围环境是一个整体：人是群居动物，其心情受到家庭、工作、环境的影响。中医七情致病主要是心理因素致病：喜、怒、忧、思、惊、恐、悲。此外还有五毒：怨、恨、怒、恼、烦。

五、脉气的升降沉浮

"有春夏之升浮才有秋冬之沉降，万物得以生长化收藏。"升降出入不仅是人体精气运行的方式，也是病邪或者病理产物排出体外的"出路"，即治疗中要"给病邪以出路"。不管是用扶正祛邪，还是单纯祛邪为主，病邪需要一个"途径"离开人体。

人体之气的升降在双手上的体现：左手升右手降。左手心肝肾属阴主血，右手肺脾肾属阳主气，阴升阳降。阴升是气带动水液的蒸腾，升已则降，阳气下降封藏。左手肾水上升涵养肝木，肝木得养、蓄藏血液、情志调达，上能接济心火，使心火不亢；右手肺气敛降辅助胃气通降，胃气继续通降，助于肾气封藏（图5-3-2）。

右手肺降于胃，然后降于大肠、降于肾。肺苦气上逆，所以肺气上逆，致使胃气随之上逆，互为因果，继而导致肾气封藏不实，因而肺气上逆，多有肾气不足。肺气上逆，木气不受金气所制约，木气容易疏泄太过，耗伤肝木之体，导致阴血不足，肝肾同源，进一步耗伤肾阴，心火不得肾水濡养，容易偏于亢盛，心恶热，易火扰心神，心肾不交。如此这般，人体之气火均浮越居上，成为一种气火燔灼之象，久而久之转变成上实下虚之质。

升降是一种开阖，表里也是一种开阖。各个脏腑本体开阖可以从广义上理解，也可以从局部理解。

六、完备的中医基础知识

以下内容需要烂熟于心，用之得心应手，不用思考，成为像吃饭、喝水、睡觉一样的平常之常。

1.心主血脉，久视伤血。其华在面。心藏神，属火，色红，火性炎上，心恶热，火热扰心神。心开窍于舌。心为五脏六腑之大主，心为君主之官，神明出焉。心与小肠相表里，小肠受盛化物。心受邪，心包代之。心肝肾主一身之阴。木为火之母，土为火之子。苦入心体。心病禁咸，多食咸则脉凝而变色。心苦缓，急食酸以收之，以咸补之，以苦泻之。心欲软，急食咸以软之。心气虚则悲，实则笑不休。寒伤血、咸伤血、喜伤心。

2.肺主一身气，久卧伤气。开窍于鼻，肺主皮毛、肺主行水。肺藏魄，属金，色白，金性收敛。肺为娇脏，易受外邪。肺主宣发和肃降，肺恶寒，寒闭肺窍，使宣降失司。肺为相傅之官，治节出焉。辛入肺体。肺苦气上逆，急食苦以泄之；肺欲收，急食酸以收之，用酸补之，辛泻之。肺病禁苦，多食苦则皮槁而毛拔。肺与大肠相表里，大肠传化物而不藏，变化出焉。土为金之母，水为金之子。热伤气、苦伤气、辛热伤皮毛、忧伤肺。

3.肝藏血，魂之舍。肝开窍于木，肝主筋，久行伤筋，其华在爪。肝属木，色青，喜调达、恶抑郁，肝性疏泄。肝恶风。肝为将军之官，主谋略。酸入肝体。肝病禁辛，多食辛则筋急而爪枯。肝苦急，急食甘以缓之；肝欲散，急食辛以散之，用辛补之，酸泻之。肝与胆相表里，胆泻而不藏，胆主决断。水为木之母，火为木之子。肝气虚则恐，实则怒。风伤肝、怒伤肝、酸伤筋。

4.脾统血，主肌肉，久坐伤肉。开窍于口，其华在唇四白。脾藏意，属土，色黄，营出于土。脾性缓，喜燥恶湿。以甘补之，以苦泻之。脾为谏议之官，知周出焉。脾苦湿，急食苦以燥之。脾欲缓，急食甘以缓之。脾气虚则四肢不用、五脏不安，实则腹胀经溲不利。脾病禁酸，多食酸则肉胝绉而唇揭。脾与胃相表里，胃主受纳和腐熟水谷，为仓廪之官，五味出焉。火为土之母，金为土之子。脾气虚则四肢不用、五脏不安，实则腹胀经溲不利。湿伤肉、甘伤肉、思伤脾。

5.肾藏精，主封藏。主骨生髓，久立伤骨。开窍于耳及二阴，其华在发、齿。肾藏志，属水，色黑。肾恶燥。肾与膀胱相表里，膀胱津液藏焉，气化则能出。咸入肾体。肾病禁甘，多食甘则骨痛而发落。肾为作强之官，伎巧出焉。肾苦燥，急食辛以润之；肾欲坚，急食苦以坚之，以苦补之，以咸泻之。金为水之母，木为水之子。肾气虚则厥，实则胀。恐伤肾。

第6节　知常脉

在四季值令时，各有一个当令脉，就是某一部脉在这个季节是最旺的，如肝脉旺于春。在春季肝脉的表现不同于其他季节的脉象，也就是说夏季的肝脉和春季的肝脉是不一样的。

因此，摸脉首先需要知道它的平脉，即平时的正常脉和季节的当令脉，才知道什么脉为太过或不及，什么脉与季节不符合。

太过脉和不及脉都是病脉。不符合季节的脉也是病脉。

一、左寸心脉的平脉

《黄帝内经》云："心脉浮大而散。"

浮大乃君火阳位之体，散为舒缓之意，此乃平脉。如左寸心脉浮大有力，此乃火盛也。

《脉经》曰："心象火……其脉洪……王夏三月。"

《难经》曰："心肺俱浮……浮大而散者心也。"

二、右寸肺脉的平脉

《黄帝内经》云："肺脉浮涩而短。"

涩短乃无旺之体，此乃平脉。如右寸肺脉有力乃金被火克，火刑金也。

《脉经》曰："肺象金……其脉浮……其王秋三月……其脉为微浮毛……此时阳气则迟，脉为虚微如毛也。"

《难经》曰："浮而短涩者肺也。"

三、左关肝脉的平脉

《黄帝内经》云："肝脉弦长以和。"

《脉经》曰："肝象木……其脉弦……王春三月。"

《素问·玉机真藏论》指出："春脉者肝也，东方木也，万物之所以始生也，故其气来，软弱轻虚而滑，端直以长，故曰弦。"

四、右关脾脉的平脉

《黄帝内经》云："缓大而敦，为脾之正脉。"

《脉经》："脾象土，其脉缓，王夏季六月。"

五、肾脉的平脉

《黄帝内经》云："肾脉沉濡而滑，为水中伏火之象，是为平脉。"

《脉经》曰："冬肾水王，其脉沉濡而滑，曰平脉。"

《难经》指出："冬脉石者，肾北方水也，万物之所藏也，极冬之时，水凝如石，故其脉之来，沉濡而滑。"

六、我对《黄帝内经》五脏平脉的理解

因为现代人说话已经失去了古人文言文的环境（语境），所以会感觉《黄帝内经》比较难理解。因此，通过这么多年的临床所得，我把一部分语言都转换成了通俗易懂的白话。

1. 心脉：浮大而散

这是心脉在夏天的正常脉象。不达标为病脉，为不足。

特点：一浮、二大、三散。

因为心五行属火，而四季中夏季属火，因此心脉旺于夏季。

火是离卦，用卦象来看，上下两阳爻，中间一阴爻，阴爻是虚的，说明向外面释放能量，因此，火性是炎上的。

点燃一根火柴，可以观察到火苗飘忽浮动，它本身是往外散的。因此，火的象就是一团有温度的光焰。

心脉旺于夏，就是说一年四季中，夏季心脉的脉气是四季中最为强盛的。但是虽然强盛，它离中虚的卦象及它真火中一点真阴的本质，决定了心脉的脉象不会是一团"实"的脉气。因此它是"散（sǎn）"的、软的。另外因为夏季温度最高，气温是一种蒸腾、发散的状态，因此，心脉是浮大而外散（sàn）的。

2. 肺脉：浮涩而短

秋天万物凋蔽，是一种萧条冷落之象。大自然的气也在秋天开始收敛、沉降，气温开始转凉，树叶开始凋零。

肺脉旺于秋，肺和秋在五行都是属金。金的性是一种冷肃，因此称秋气是一种肃杀之气。

为何秋脉象偏"涩"？

这里的涩是一种与"滑"相反的脉。滑脉是一种气血流畅的象，像珠子落在玉盘上的滑利感觉。秋天的涩脉正好相反，脉气偏弱、偏散，因此有的书上说秋脉如毛。这里的涩是一种浮而弱小的象，就因为弱小，而显得"气血往来不甚流利"。

为何秋脉偏浮？

秋季在四季生、长、收、藏的四气里，属于收敛的。

那么收敛的脉气应该偏沉才对，为何是偏浮？

这是相对而言。春天的脉从冬天沉寂于大地深处开始破土而出，冒出一颗颗小芽，这是"生"之象，即生命；也是"升"之象，即升浮。而秋季是从一年中温度鼎盛的夏气开始降下来的季节，因此起点和高度不一样。虽然秋气开始下降，但是夏季盛热的余气未散，因而是"浮"脉。另外，肺脏位居上焦，属于华盖，位置属阳，肺气外主皮毛，也是人体最外层的阳位，因此，其脉为"浮"。

3. 肝脉：弦长以和

肝木主春生之令。春季树木之象是一种欣欣向荣的生长态势，越长越高，颀长挺拔。因此，木的生命是一种瘦长的象，瘦长对应在脉象上，手指下的手感即为"弦"。但是"和"才是生命力，即为柔和。有生命的树干里是有水分的，水的滋养使得树木柔和有生机，不同于枯木和朽木。

肝气喜阳木（阳木即大树，小草是阴木），条达疏畅，柔不滞涩，这就是"和"，因此肝脉的常脉是弦长以和，旺于春季，是春季的当令脉。

其次，在五脏之德中，肝主仁，仁也是一种"和"。阳木是真木，仁慈博爱，无所不包，不抱怨不委屈。肝气疏泄正常，情志畅达，才能正念正觉，散发仁爱和包容的秉性。肝气的疏泄不正常，情志上怨气重。

胆是肝的腑，胆是中正之象，肝是决断之官，因此，谋略只有归于中正，才是阳谋，否则即成了阴谋。因此，肝胆有刚正、果决之气，这股气在脉象上是"弦和"之象。

如果脉是弦硬、弦紧或者郁滑都不是肝的正常平脉。

4. 脾脉：缓大而敦

脾在五行属于土，土即为大地，大地长养万物，毫无怨言。因此，大地表现的是一种包容之象。

因此我们称土的德行是"厚德"，于是土我们称为"厚土"，敦厚是土的本性。

万物生于土，长于土，最后还要归于土，循环往复，交替无止境。这与脾胃消化吸收各种饮食之物、散然后化生气血的品性是一致的，因此脾被称为仓廪之官。

"缓"是一种不急不躁的从容之象，运化万物都是从容平缓的，无论是大地还是脾胃，它们都是时时存在，运化不息的，因此，脾土与其他脏不同，旺于四季，而不只是长夏。

5. 肾脉：沉濡而滑

肾主封藏，因此脉沉。肾旺于冬季，也是生命曲线生长化收藏的"藏"，因此脉沉。

肾在五行属于水，濡是湿象，滑是水流动之象，因此濡和滑都是肾作为水脏的本性。

肾脉，沉濡而滑，我对滑的理解是"水流动之象"，如果水不流动就是死水，流动的水需要的是阳气，即热力。前面我提到过，"滑"是一种生命活力之象。因此，肾脉不能是沉濡，而必须是沉濡而滑。摸脉手感上是沉滑就算这个脉象达标。

脉象古籍里有一个"耎"字，这个是软脉。软脉代表柔弱无力，与"濡"有本质区别，需要鉴别开。

另外，中医认为每个脏腑都有两个功能，一个是本体的功能，一个是外用的功能，肾的本体属水，外用是阳气（即体阴用阳），即热力。肾水中存在一点真阳，使得水变成了活水、有生命的水流。

因此，肾的本体是水脏，用的是肾中真阳。水上济心阳，使得心火不亢；上涵肝木，使肝木不枯；外润肺窍，使娇肺不焦；中润阳胃，使胃不燥。肾阳上蒸脾土，使脾散精布气；肾阳上温胃土，使胃消谷善饥；肾阳上熏肺液，使肺化气行水；肾阳上暖肝血，使血畅不滞；等等。

第 7 节　探脉势

看山，是风水术中的重要功底，也是最后选定穴或场的前提基础。简单地说看山就是识别山脉的来龙去脉，洞晓山脉的气场。看山的绵延起伏才叫山势，如果看的是一座孤山，那就没有山势可言。郭璞在《葬经》中说："占山之法，势为难，形次之；方又次之。"说明了山势、山形及方（指穴与场）的难易程度是不一样的，山势最难。

一、脉势的整体观

摸脉，也是一样。医者双手搭在患者寸口时，就应该立刻把握住患者脉象的脉势，把握住了脉势就等于知道这个人身上一半的风水和核心的症状群。可是这个脉势也不是那么好把握，关键在于"整体观"。探"脉势"的那一瞬间切记不可以专注于脉搏的跳动，一旦感受脉搏跳动的滑数迟沉等，就失去了对"脉势"的整体的感受，而陷入局部之中。待脉势明了后，切换到寸、关、尺、关上、关下感知。

脉势就是寸、关、尺三部脉气的高低起伏形成的一种势态。就像我们观山一样，需要的是一种全局观，远观才能把山的整体走势一览无遗，尽收眼底。如果在近处观山，就不能看到全部，只是山之一角（图 5-7-1）。这就是"不识庐山真面目，只缘身在此山中"。看山，要离开山；摸脉势，要离开洪滑迟数。

寸口桡侧脉为脉气之宗。需要注意的是，脉管仍然分桡侧和尺侧（不是手腕的尺侧和桡侧），桡侧以诊断用药为主，尺侧脉提示先天肾精不足，肾水消耗过度。即使脉管尺侧上跃于掌横纹，也不可随意用龙骨牡蛎镇压脉气。

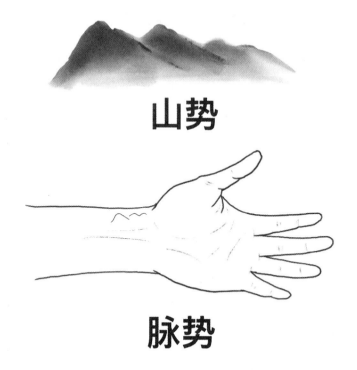

图 5-7-1　脉势等同于山势

　　寸、关、尺三部脉不仅可以反映人体五脏六腑之气的盛衰，而且还可以反映五脏六腑之气机的顺逆。左手三部寸、关、尺主气机之上升，右手三部寸、关、尺主气机之下降；即谓之：左升右降，与人体躯干之左侧升、右侧降相应，也称为阴升阳降，与任脉升、督脉降构成了人体最大的一个阴升阳降的圆运动系统。

　　而单看左手心、肝、肾，亦自有升降：左尺肾阴升而左寸心火降；单看右手，亦自有升降。

　　按三焦而论，三焦各有升降。心肺居上焦，肝胆脾胃居中焦，肾居下焦。上焦，心升肺降，中焦肝脾升，胆胃降，下焦肾阴升肾阳降。

二、脉势的判断

　　脉势判断的核心是对气机的升降失常进行诊断。强调重视左右手的气机的顺逆：

升降正常为顺、升降相悖为逆；

当升不升或升之不及为逆；

当降不降或脉气上跃腕横纹为逆；

单手脉上重下轻或上轻下重皆为逆。

即《黄帝内经》曰："太过不及皆为病。"因此，引申出平脉，即非病态脉象。何为平脉？平脉即言脉气之平和，粗细相当、大小相当，以无郁滞感为平。

三、影响脉势的核心原因

如气机升降顺畅，如日之东升西降，循环往复，人则气血和顺，不病。但实际并非如此，人有七情不畅，有饮食所伤，因此影响脉势的根本原因是"郁"的存在，称为郁脉。郁脉的病理产物是气郁当先，继而因气滞而使得水湿运化失常，痰湿聚集；同时气滞容易血停，局部脉络失养。

何为郁脉？郁脉从"郁"字而得，"郁"即郁滞、不通畅之意，约束之象。好比北方冬天为了御寒而包裹起来的小树，树枝得不到舒展。而春天，树的枝条都打开了，完全舒展、蓬勃，一派生机。中医最常见的一个词是肝郁，在脉上就是左关郁滞。中医认为"思则气结"，这"结"也是一种郁。

《黄帝内经》曰："察九候，独小者病，独大者病。"郁脉即《黄帝内经》所言"独大"者。因而，在手感上，郁脉是相对其他部偏大、偏粗、偏鼓的脉，明显感觉到手指下"壅滞"感或"粗大"不均。

四、郁脉的部位及含义

郁脉可以存在于双手寸、关、尺任何一部，如一道屏障阻碍气机的交通、流转，导致人体之气当升不升或升得太过、当降不降又或降得太过，因而表现在双手脉气的气机升降失常上，同时影响人体的升清和降浊。

1. 左关

面积宽大圆晕为肝，细郁而长者为胆。肝主疏泄，疏泄正常才能保证全身气机正常。而七情所伤最易导致肝气失于疏泄，疏泄不及而生郁也，出现胸闷、乳房胀痛，喜叹气，男性脂肪肝，女性乳腺增生、月经血块及痛经。肝胆经脉互为表里，肝疏泄不及影响胆汁下泄，久则胆郁，胆气不舒，容易长结石，有的人出现胁痛、肩背痛。肝藏血，肝气郁滞，女子月经失调、色黑夹血块。左关郁滞化火则口苦、性急易怒。

2. 右关

浮沉不同。胃主受纳，脾主运化。脾胃经互为表里。胃气不降则胃郁，饮食壅滞则胀满、食积、胃胀。脾滞则多为脾阳不足而湿郁脾滞。右关化火则嗳气泛酸。如食物久滞于胃，发酵后则出现嗳气泛酸，随胃气上逆则烧心，或出现食管灼热等。

3. 左右关部皆郁滞

整个中焦满闷不舒，气机痞塞、壅滞。郁滞久则化火成瘀，心急易怒，口苦，胸闷痛。还会导致清阳不升，浊阴不降。

4. 左寸

左寸脉鲜有郁脉，因心主一身的血脉运行，一般不会出现郁脉。但是有一种情况，肾气亏虚比较严重或者长期熬夜，有的人寸脉大，但这不是郁脉，需要鉴别。

5. 右寸

右寸可以亢盛，浮取得滑大脉为大肠及肺气壅遏，出现咽喉不适、咳嗽等。肺主皮毛，宣降失司郁热内生，而致疮痘繁发。肺胃宣降，导致胃肠一系列问题。

6. 尺部

尺部郁滞多为湿邪壅滞下焦，易化热而成湿热。其中有肾阳真不足与假不足，有别于足踝下太溪脉，太溪脉有力为肾阳被湿郁遏；太溪脉无力为肾阳真不足。男易引起前列腺增生，女易引起妇科问题。

7. 左右手寸关之间

此处郁滞多为阳气上升受阻，气、痰、湿郁于胸膈。

8. 左手关尺之间

此处郁滞为小肠腑有积滞，容易出现脾胃功能吸收差，腰痛。

9. 右手关尺之间

此处郁滞为大肠腑有积滞，容易出现肠道息肉、腰痛。

五、气机升降失常的几种类型及临床表现

气机升降失常包括气机升发太过、气机生发不及、气机上重下轻、气机上轻下重、气机壅遏中焦等，其中大部分为受郁脉影响所致。

1. 气机生发太过

脉象上双寸脉浮大，而关、尺均弱（上下比较而言）。注意：双手尺侧脉气上跃掌横纹不属于升发太过，因为不是本部脉，这里很多人会搞错。只为肾中龙雷之火上冲，是虚火。

（1）左手脉滑+脉气上跃掌横纹（两点同时存在）：即"火性上炎"，因此，此种脉象升发太过即为化火。可以是心火，也可以是肝火。临床上同时可以出现左关部郁塞，胆火扰心。临床表现为口苦、口干，心烦易怒，睡眠浅、易惊醒，性急毛躁等。这种情况往往心肾不交，火性无限上炎，不得下降到肾，肾水往往虚寒。但是左手脉实并不多见，一定摸脉要确定是不是变脉。左寸

心脉确实有滑脉，但是不常见，仅见于长期熬夜者、肾精亏虚者和孕妇。

（2）双手或单手脉气上跃掌横纹：一是痰浊上泛之象，二是肺胃气不降反上逆。临床上出现长痘痘，咽喉、食道及胃部不适甚至灼热感、溃疡，打嗝或泛酸；与大肠相表里，故而大便初硬；可出现痔疮或脱肛。

（3）双寸脉本部不足（无脉或变脉）+双手脉气上跃掌横纹：肾中虚火飞跃而上，是肾阴阳俱损之脉象。很多是天生体质，加上后天熬夜或者入睡难而加重。这种脉象容易出现男子遗精、早泄，女子梦交、魂神离位等。

2. 气机升发不及

通常表现在双寸无脉或者弱脉，左手或右手寸关之间郁滞，甚至双手寸关之间郁滞。表现为膈中痰气互结，气机上升受阻、升发不利，清扬不升。临床表现为头昏沉不清醒，或有头昏、头部恶风，蹲起时眼前发黑，胸口满闷不舒或自觉有痰。

（1）气机上重下轻：这属于气机升发太过，但脉象显示气机上冲之势，气血并聚于上焦，而虚于下，显得头重脚轻，上热下寒。临床表现为下盘不稳、走路腿软，腿怕冷发凉，心烦易怒，头胀痛，容易脸红。

（2）气机上轻下重：双寸无脉或者脉弱+双尺沉坠滑。明显地下焦阳气被寒湿郁闭，清阳不升，气机下陷。腰部以下湿重，阴部潮湿，腿冷或沉重或浮肿，双脚冰凉。

（3）气机壅遏中焦：也属于气机生发不及的一种，但双关部郁滞明显（双关独大），寸尺均不足，即脉大而短。清阳不升浊阴不降。临床表现为纳少或纳呆，大便少而不畅，胸闷滞，头昏沉，腿无力不喜运动，易疲劳等。

六、脉势及理法方药

脉势犹如公共汽车行驶路线、犹如山势之起伏的势态。如有的人寸脉平，关脉凸起，尺脉弱陷就形成了如山脊走势的一个脉势。

1. 柴胡桂枝脉

左寸无脉或变脉，左关郁脉 + 肺脉滑。理：肝木郁滞升发不利，导致肺胃上逆。法：疏肝解郁佐降肺气。方：柴胡桂枝汤做底方化裁。药：增强疏肝力度可加香附、川芎、木香等。

2. 六味地黄脉

双手气机上逆或气机上重下轻。理：阴不涵阳造成虚阳上越。法：引火归元引气下行交通心肾。方：六味地黄丸化裁。药：降气化痰之药如全瓜蒌、炒莱菔子；或加龙骨、牡蛎或生磁石固摄肾水以安龙火。

3. 补中益气脉

双手气机上轻下重。理：湿遏清阳。法：升阳提陷或升清降浊。方：补中益气汤化裁。药：增加升清力度则加葛根、桂枝；增加降浊力度则加茯苓、砂仁、泽泻、肉桂。

4. 逍遥散脉

气机壅遏中焦，左右关脉均郁。理：肝郁乘土或土湿木郁。法：疏通中焦。方：逍遥散或者四逆散合桂枝汤化裁。药：增加升提之性则加生黄芪、炒白术；舌苔厚腻则健脾燥湿则加苍术、厚朴。

5. 火不暖土脉

气机中焦郁滞 + 关下郁滞、尺部沉坠滑。理：阳虚造成火不暖土，中焦胃肠运化无力，下焦水湿无法气化。法：温阳以暖土。方：保和丸化裁 + 制黑附片或肉桂。

6. 桂枝薤白脉

双寸无脉。理：心肺阳虚，气血运行无力，造成清阳之府被痰浊蒙蔽。法：温阳涤痰。方：桂枝薤白半夏汤化裁。

　　此脉势将一些常见之典型脉象提炼出来并列举一二，犹如武功之剑招或拳套，有一定的套路。它是以脉诊为主，其他望、问、闻为辅助的诊断手法。此脉法一旦确定脉势，则理、法、方、药自然而成，有是病用是药。具体情况具体对待，可以在以上用药基础上化裁。

　　我认为，诊病的最高境界或与武学相似，无招胜有招，不受一方一药之限，在脉法与用药上则须把握一个重要原则，即《黄帝内经》所言："虚则补之，实则泻之；损有余而补不足。"

　　何为虚？在脉上是这样体现的：无脉或者弱脉为虚，虚则顺应其性，该升则升。何为实？郁脉和上亢脉则为实。

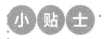

郁脉是实脉

　　郁脉不可能出现在左寸心部。左寸滑为肝阳上亢或者变脉。

　　如果郁脉在左关肝部则为气郁，在左尺则为湿郁。

　　郁脉不可能出现在右寸肺部。滑脉在右寸肺部则为气闭。

　　郁脉在右关胃部则为胃气壅滞，在右尺亦为阳被湿遏。

　　郁脉即为实脉，要损之有余或泻之。那么，血瘀则先行气，气行血自行，少佐以活血化瘀；肝气郁则疏肝理气；湿郁则温阳利湿解郁；气闭则宣降除闭；气滞则行气除满；阳被湿遏则利湿升阳，湿去阳自旺。同样，六部之虚脉亦如此，虚则补之。

　　然当注意，五脏皆有体用，体为阴则用为阳。久郁则易化火化热，火热易耗气伤阴，故而损有余之后仍当补其不足，此为补之一也。

　　而脉中其余部脉之不足，亦当补之，此为二也。

切脉时，何脉之不足？有实则有虚，有郁之处，其旁则虚。气机上升皆受阻，受阻之上为虚。如左关肝郁，则气机无以上升到寸部心脉，心脉常不足；左尺肾脉郁滞严重，常关部、寸部皆气机不利。以此类推，凡脉皆如此。六部脉不能皆郁，然六部脉可以皆不足，此为阴阳气血俱损也，调之则为气血同补也。

第 8 节　从脉势知太过不及（虚实）

脉象是立体的。我通过双手搭在患者脉上就能说出患者的全身症状，离开患者的手，头脑中仍能保留患者的脉象。就像我们看到一人一物一景，闭眼仍能浮现这一人一物一景。

从立体的脉象上，可以直观明了地感知虚实，即脉象的太过和不及。太过为实，为有余之象；不及为虚，为不足之象。

太过、不及皆为病。

《黄帝内经·素问·玉机真脏论篇》，提到四时脉，太过不及皆为病：

春脉太过，使人记忆衰退、精神恍惚，两目视物眩转，而发生巅顶疾病；不及，则胸部作痛，牵引背部，往下则两侧胁部胀满。

夏脉太过，使人身体发热，皮肤疼痛、火热生疮；不及，则使人心虚烦躁，上身见咳嗽唾沫多，下身气随便失。

秋脉太过，使人气逆、背部作痛，心情郁闷；不及，则使人呼吸气短，咳嗽气喘，甚至咳血，喉咙喘息痰鸣声。

冬脉太过，使人精神不振、身体懈怠，脊骨疼痛，气短少言；不及，则使人心中空悬，如腹中饥饿，胁下空软清冷，小腹胀满，小便失常。

脾脉太过，使人四肢无力；不及，则使人九窍不通。

前面我们讲了四时脉的常脉，就可以知道四时脉的太过与不及。扩展开来，脉势上也存在太过与不及。

一、脉势太过：为有余之象（实）

有余有两层含义。

1.脉气上升或者脉气逆行，是亢盛的冲越之象。表现在双手两个寸脉滑大而关尺弱，但是如果碰到两手脉气均溢过手腕横纹（左内脉或右内脉），上跃到鱼际（左上脉或右上脉），这只是肾中虚火上冲之象（图5-8-1）。

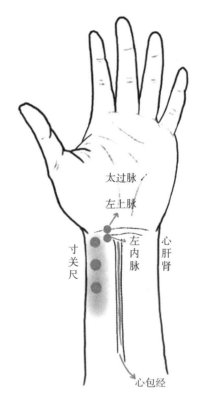

图5-8-1　太过脉。脉气郁积在左内，或者冲越到左上

如心肺亢盛：心火是否亢盛，一定要与关尺比较，如果三部脉表现为上大下小的脉象，气机浮越于上，说明胸膈以上有热，心烦、寐差，情绪容易激动，易生气，口腔溃疡。往往容易有甲状腺功能亢进问题。

2. 超过本部脉的实象，亦为太过。如心脉实象是离火，本身应该"浮大而散"，如果成了滑脉，也是太过，但变脉除外。再如肾脉，实象是坎水，水中一点真阳，本身应该"沉濡而滑"，如果成了沉坠滑脉，也是太过。

尺部沉坠滑脉气的产生多有中焦脾湿及下焦伏湿或痰浊，如一堆湿烘烘的稻草，其热助长火性炎上之势，并使得气机受阻，不能正常下降，往往会出现性急易怒、寐差、脱发，咽喉和脾胃方面的问题。

3. 所有的郁脉本身都是太过脉。郁脉均为气机郁滞，为实脉。左关肝气郁滞，容易生气，肝气过强克乘脾土，而致脾虚气弱，容易腹泻、胃胀。右关胃脉郁滞，说明胃气壅滞不降，容易泛酸、烧心、打嗝等。

二、脉势不及：为不足之象（虚）

脉势不及，与太过相反（图 5-8-2）。不及也有两层含义。

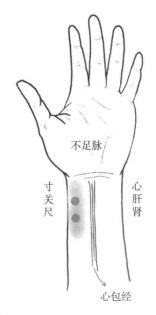

图 5-8-2　不及脉（不足脉）。脉气不达到寸部，寸部空虚不足

其一，即脉气上升不及，多为肝气疏泄不及、脾气升发不利、心脉痹阻。如从左尺下路上升至左关，因郁滞而升发不利，脉气到达不了左寸心部。

这种脉气产生一则因中焦郁滞（肝气及胃气不利）所致，二则因中焦郁滞且下焦伏湿所致。有时下焦湿重而双寸不足使脉气成为一种下陷脉。

其二，不及本部脉的实象。

1. 与当令脉不符合

前面我们讲了每个脏都有属于自己季节的当令脉，符合当令脉则正常，不符合当令脉则为不及。

2. 与生命曲线运动不符合

四季春生、夏长、秋收、冬藏，这是一个生命的曲线。只有心肺脉能带领整体脉势存在这种曲线变化，才称为与四季相应，原因是心肺同居上焦，一个主一身血脉，一个主一身之气，一个君主、一个相傅，心肺具备这个引领五脏和六腑气机运行的统帅作用。比如，冬季心肺脉浮取得滑脉，则与季节背离；冬季万物沉寂，心肺脉取到沉弱滑脉，属于与季节相符；春季万物复苏，小草破土，心肺脉萌芽，取到沉弱滑脉，则属于与季节相符；而到了夏季，万物茂盛，心肺脉壮大，取到浮脉则属于与季节相符，否则为病。以此类推。

三、郁脉均为太过

郁脉是影响气机正常流通的主要障碍，是病机的关键点所在。郁脉出现在左右手寸关尺三部的含义各有不同。知道了郁脉出现的位置和意义，理法方药则一目了然。

郁者，滞也。郁脉，从意而论，乃壅塞、郁滞、不畅之意；从形而论，乃脉形稍粗大高鼓。郁脉是一种壅滞、郁塞、鼓起的脉象，表现为脉道上寸关尺某一部粗大鼓起的形态，是气机的郁滞，因而影响气机的升降出入。

"内有物外必有形，内空虚脉必柔软如棉"，郁脉郁的首先是气，就像气球，吹的气越多，形状越饱满，吹的气少，气球形状松软。郁脉也可以是郁"食"，出现在右关脾胃部，食郁也是胃气不降的表现。郁脉可以出现在双手六部，但最常见出现在左关肝部，因为肝主人体全身之气的疏泄，条畅人的情志，而人体情志最容易受喜怒忧思、贪嗔痴疑的影响，所以肝脉很容易郁滞。

郁脉的出现提示气机的郁滞不通，因而气机在升降的过程中就会受到阻碍，身体开始出现各种不适。《黄帝内经》说：独大独小为病。郁脉在摸脉的时候，能够感受到是一个粗大壅塞的脉气团，对于其他五部脉而言，它是异常的，这就是独大为病脉。

因而郁脉之上有不足，也称为实处有虚，如肝气郁滞，左寸心脉可能空虚，心阴心阳俱不足，只是程度有所不同。严重的就是胸痹心痛（胸闷气短），是金匮瓜蒌半夏薤白汤的思路。上面说了肝气不舒会导致肺气亢盛为害，所以薤白与酒辛温发散能疏理肝气，瓜蒌半夏通降胃气，三者同时能清理胸中因阳气不足所生痰湿。

气机升降的紊乱与郁脉阻滞有关，郁则气血容易阻滞，引起气、血、痰、食、湿的聚集，越鞠丸就说明了这个问题。而病理产物的鉴别则与28脉中的主要脉象有关。上跃为火兼风，下陷为湿。因火性炎上，湿性趋下之故。滑脉是气血流利之象，在兼脉中，滑数以痰热为主，滑缓为痰湿。濡脉为湿之象，兼有气血不足。弦紧为伏湿之象，俗称寒湿。洪而有力为热邪化风，洪而无力为血虚气偏盛。这些与传统的脉法理论是一致的。

四、五行生克病机的脉象及性格特征

摸脉的时候脉象非常直观,脉象上是怎样,症状就是怎样,用药就是怎样,不用费脑筋去想五行的生克关系,但是作为中医人,我们需要知道五行生克的脉象及患者的性格特征。

1.心或肺独亢

心火是否亢盛,首先要确定脉位没有摸错,然后要确定是否为变脉。都排除了,一定要与关尺比较,如果三部脉表现为上大下小的脉象,气机浮越于上,才算心脉独亢。说明胸膈以上有热,心烦、寐差,口腔溃疡。往往容易有甲状腺功能亢进问题。肺气独亢的脉象,唯肺脉独大,全身肺肾胃肠的气机紊乱。如果心肺都偏亢盛,是熬夜的脉象。情绪上容易激动,做事冲动,容易与人争执、顶撞,性格上敏感,观察力强,热情、外向,比较乐观自信。

2.肝郁气滞

表现为左关郁塞,左寸无脉或者弱。说明清阳不升,患者颈椎多有不适,视物模糊,会出现脑供血不足的现象,即头晕目眩。由于肝的生理特性,还容易出现胸闷、气短、爱叹气、常生气、梦频等。女子容易行经不畅或疼痛,乳房胀痛,男子则容易脂肪肝。肝郁化火:肝气郁久则易化火上越,则会出现口苦。化火后易耗肝血,月经血块,脾气急。肝藏魂,则会出现眠轻易醒、眼睛干涩畏光等。情绪上容易生气,对小的事情放不下、想不开,发脾气又很后悔,与人争执有时候嘴巴不说心里话,对过去不开心的事情耿耿于怀、闷闷不乐。平时做事情比较大条、不拘小节。

3.土壅木郁

表现为双关郁滞,说明整个中焦肝胆脾胃的气机堵塞不通,情志疏泄不及并且累及胃肠。常睡眠不好,疲乏,多思多虑,脾气急躁但不得不隐忍。

女子容易乳腺增生，乳房胀痛；男子容易脂肪肝。另外，中焦郁堵造成阳气
不能通达全身，下肢会出现无力、发凉。情绪上偏于隐忍、内向、固执。喜
怒不行于色。不喜欢表达自己心中的想法，在压力下忍耐性大，但是不容易
释放，积攒的日子久了容易抑郁。做事情比较冷静、执着，有坚韧的毅力。
年轻人不够自信，做事情犹豫不决，缺少激情和动力。年纪大的人容易活在
对过去的记忆中，委屈感特别强，总是对过去受的委屈放不下，容易失眠，
胡思乱想。

4. 土侮木

表现为右关胃气郁滞，左关弱而无力。此脉象之人常食欲很好，但消化
能力较差。另外长期熬夜或者房事过度耗伤阴液。情绪上容易烦躁、敏感多疑，
对别人的信任感差。喜欢管闲事，对别人很关心，但是属于瞎操心，把自己
的关心强加给别人但是自己意识不到，因而关心往往不能被接受，反而更生
气。一些与自己无关的事会看不惯，犯嘀咕，容易抱怨。

5. 肺胃上逆

表现为右手寸脉偏滑大，或者脉气上溢鱼际，肺气亢盛。此脉象之人咽
喉不适，易打嗝、饱胀，鼻衄，牙龈出血，皮肤病，脱发，脸出油等。肺的
宣发肃降功能失司。肺与大肠相为表里，还会有痔疮、肛脱等症。情绪上容
易不服管、不听话，与领导、家长顶撞。但是个人比较有自己独到的见解和
观点，有创新思维。不容易认同别人的说法，容易争执。性子直，心地善。

6. 木火刑金

表现为双寸偏有力（与关尺进行比较而言），或双寸有力并上溢鱼际。
此脉象之人容易咽痛、咳嗽，排便不畅。而且脾气急，性子直，做事冲动。
睡眠不好，思虑过多。情绪上的喜怒都挂在脸上，性子直率、偏于冲动，性
格外向，乐于助人。初次相交比较好接近，但是有时候喜欢安静，有时候喜

欢人多。对选择朋友比较慎重，个人眼光比较高，不容易看得上对方，做事情细心但是挑剔。容易对他人不满。

7. 气机下陷

表现为双尺郁坠 + 双寸无脉或变脉或弱脉，即下大上小，清气上升不足，下焦湿重。湿久则必化热。此脉象之人容易腿沉、脚上出汗或者湿疹，男子阴囊潮湿痒、前列腺问题，女子白带多、痛经、妇科病、宫寒。性格上比较胆小、谨慎，小时候容易害怕、担心，长大了没有安全感，有时候莫名担心。性格上偏于内向，比较不自信。但是对于强势的一方，能够包容、忍让。

8. 胃脘气滞（伤食）

表现为右关独郁而弦硬。右关脾胃，脾主升胃主降，郁则代表升降不利，气机不畅。胃主受纳，胃阳足之人脉缓和而有力为谷气之象，然而出现郁脉而又弦硬时，说明患者有食积，胃阳因饮食寒凉而受损，腐熟功能下降。胃气下降不利，食物久置于胃中而发酵，因此烧心、泛酸、打嗝，甚至食道灼热感。容易咽喉不利，尤以胃反流性食管炎常见。内心有很多不甘心和委屈，有一些不开心的事情积攒在心里，影响脾胃运化。

9. 气血亏虚

表现为双手脉气偏弱，脉行偏缓，无明显郁滞。此脉之人，面色无华，易劳倦，脾胃虚弱，气血生化无源，则筋急抽筋，肌肉痿软，皮肤干燥。亏虚之脉也容易上溢鱼际，成为津亏虚火上窜之势。性格上比较柔弱、能忍让，容易受欺负，缺少自信，也缺少活力和冲劲儿。人平时比较柔和，容易无名火。

这是一种方法论，不用死记硬背。好比我们知道了捕鱼的方法，根据我们的经验和平时观察，我们就很容易知道在什么地方捕鱼，什么情况能捕到更多鱼。总体来说，有火性的人（虚火也算）比较热情，关心人，爱管闲事，冲动、容易发脾气，眼光高，不定性，做事情容易三天打鱼两天晒网。火性弱的人相反，比较内向、隐忍、随和、固执，做事情比较能耐得住寂寞。然后根据五脏所主性格，结合善人道的五脏阴阳属性，如偏阴的负面能量多一些，偏阳的正面能量多一些，自由组合，练习多了就容易掌握了。

第 9 节　懂沉浮

摸脉有浮取（轻取）和沉取（重按），而不能以浮取一概而论，有些浮取之后沉取时，越按越有力、洪大，说明病邪趋里：里实。

一、脉之沉浮顺应四季

人体与五季（四季加长夏）、五化相应，脉象春生浮，夏升长，长夏浮夹，秋收敛，冬藏沉，此升降沉浮也。

脉象应该与四季相应，春季偏浮出，冬季偏于沉里，这才说明脉象是顺应四季的。除此之外，如春季脉本应偏浮，可是却取脉越沉越有力，或者沉取有力大于轻取，则病邪在里。

治疗上要将入里的病邪往外托出，此即运用出入中的"出"法，需要使用药之"升散"性，托邪外出。病邪深入其里，就要一层层往外透发，内外有别，出入亦有别。按沉取浮取不同查看病因病机，调理患者气机的出入。

《素问·六微旨大论》："出入废则神机化灭，升降息则气立孤危。故非出入，则无以生长壮老已；非升降，则无以生长化收藏。是以升降出入，无器不有……故无不出入，无不升降，化有小大，期有近远，四者之有而贵常守，反常则灾害至矣。"

此外，我个人认为，有两个季节对人体大气运转有绝对的助益，显示在脉象上的人力之气一定要顺应时节，这两个季节是物极必反的拐点。

冬季，该沉必沉，该藏必藏，如有悖逆，来年必不利。既然知道了，就要帮助对方调脉于无形之中，需要发散的脉象在迫不得已的情况下稍稍祛邪，不能抗逆自然太过，要等待来年，待以时机。

春季，万物破土而出，生发之力强劲，如果此时患者脉象仍然沉如里，需要借春风之力，帮助患者托邪外出，使阳气浮出与季节顺应，我称之为"行无为之事"。这样的例子很多，如果能注意这两个拐点，稍加用药，对患者将来是很有益，况且属于防治"未病"的范畴。

二、药之沉浮顺应气机

药之四气五味寓意升降浮沉，与五脏六腑气机一致，顺其性而治，此则一也。

前面我讲过几种不同的气机，气机升降失常包括气机升发太过、气机生发不及、气机上重下轻、气机上轻下重、气机壅遏中焦等。

1. 气机升发太过和气机上重下轻

这两种气机的用药原则，一曰润降，二曰苦降，三曰敛降。

润降是用养阴的熟地、白芍、乌梅、山茱萸等来养血宁气，阴充足了阳气就不亢盛了。

苦降是用降气化痰的药物，如黄芩、全瓜蒌、莱菔子、半夏等来疏通，瘀堵的气机疏通了，升发太过的燥气就能降下来了。

敛降是用重坠之品如生牡蛎、生龙骨、磁石、鳖甲等收敛气机，强制使得升发太过的气降下来。

这三种降法可以同时使用，也可以视情况择一、二使用。

2. 气机升发不及和气机上轻下重

这两种气机的用药原则，一曰温阳，二曰升提，三曰益气。

温阳是用温热性的阳药来推动气血运行，达到温升的作用，如桂枝、肉桂、附子。

升提是用风药来升发肝气，促使郁滞的肝气得以疏散升发，如柴胡、荆芥、羌活、川芎等。

益气是指用补中的方法，从中焦发力，使得气机得以舒畅，如生黄芪、炒白术、生麦芽等。

对于气机壅遏中焦，这三种升法可以同时使用，也可以视情况择一、二使用，就能打开左右关脉郁滞的中焦。

三、药之沉浮顺应病位

根据人体病邪深浅施治，分析病邪在脉、肉、筋、骨、皮的哪一层面，运用升降出入，此则一也。比如初感风寒，受邪部位在最外层的皮毛，用桂枝、荆芥、防风等轻轻疏散风邪即可，而不需要用药去调治脏腑。而关节痛的患者，此时病邪已经深入筋骨，因此用药层次定有所不同。

按气血病位而言，病在气分或是血分用药有别，比如有的人气虚阳虚，直接用气分的药来调治即可，不需要使用血分的药。阳主阴从。阳尚不足，阴无须跟随。

倘若女子病在月经，经血肯定是病位在血分。血要靠阳气推动，如果纯用养血药，则血脉容易滞涩，还要佐以推动血脉的阳药如桂枝、川芎、细辛等。病在气分而用血药，妄使病邪深入血分；而病在血分，用药须从血分往气分托出，此则二也。

病位除了上面两类，还有上焦、中焦和下焦。倘若时间日久，邪气由表入里了，从上焦肺之皮毛的风邪，深深陷入下焦，导致小腿瘙痒、女子带下、肠鸣腹泻等，这种情况需要用药把邪气从下托举，从上焦皮毛而出。"善治者治皮毛""邪气从来时之路而出""给邪气以出路"，这些都是要考虑病位的，把邪气从身体里找到出路。这就是病邪的出入。

再者，有些女性患者的脉象，因轻取时小软无力，或论之以"虚"，然后沉取久候之后，隐藏的脉象逐渐浮出水面，脉象从之初的小软无力变成"极沉有力或伏有力"，沉取久候的脉大于轻取的脉，这也说明病邪久居，已经深入血分（血为里）。这虚实也就在一瞬间，用药迥异，是气是血，是虚是实理应明辨。此时佐以舌象尤为重要，舌绛红或暗红都是入血的标志，应该使用凉血的药物如丹皮。舌为心之苗，心主血脉不能忘记。

第 10 节　辨心脉

一、心脉的重要性

准确和正确地辨别心脉的脉气与位置在六部脉中居重要地位。而很多人在临床中摸错了心脉的位置。

心脉重要的原因有两个：第一，心为五脏六腑之大主，主精神意识活动，心通于脑，藏神。一个人的心情、性情如何，取决于心脉。而且心脉的有力无力、太过不及，直接表明身体不同的疾病问题。第二，对于用药有绝对的指导意义，辨错了脉，用药即错，疗效打折扣甚至无效。

比如心脉弱，此人心脏功能相对也弱；心脉有力，此人脾气不好，容易急躁、发脾气等。心在五行中属于火，火性上炎。心在人体居上焦高位，因此火性上炎的本质决定了心脉容易受火热干扰。心的生理特性就是"恶热"，火热上扰，影响心神的安定，容易烦躁、失眠、口腔溃疡、泌尿系统感染等。

但是在实际摸脉过程中，绝大多数人可能会摸错心脉位置，会误导辨证和处方用药。

二、心脉本位脉及心包受邪的鉴别

心脉正确的位置在左手寸部桡侧外缘（图5-10-1），很多人摸脉会摸到桡侧腕屈肌腱侧，位置错了。

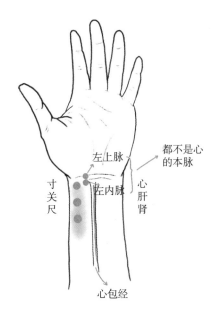

图5-10-1　心包受邪，痰火上冲。体现在左内脉或左上脉，
这不是心的本脉。心的本脉只在桡侧靠近边缘处

心为火脏，火性上炎。肾为水脏，水中一点真阳成为龙雷之火。当肾水不足时，不能潜藏龙火，则会导致虚火上冲，更容易夹痰夹湿，导致虚火上冲的力度可大可大小，脉气的强弱不一。

这个上冲的龙雷虚火则会干扰心神，中医称为"火扰心神"。干扰心神的火称为"邪火"。为了保证心火君主的清明，邪火由心包代受。因此这一侧摸脉摸到的不是心脉的本位。

如果心脉本位的脉气能够达到上冲虚火这么亢盛的程度，那是心脏无法承受的。

这不是我编撰的说辞，《素问》里早已说明白，我们来看一下。

心包络代心受邪

《素问·灵兰秘典论》："心者，君主之官，神明出焉。"张景岳注："心为一身之君主，……脏腑百骸，惟所是命，聪明智慧，莫不由之。"一个国家的君主如果出了问题，这个国家就会危亡。因此，心包络代心受邪，以确保心之君主神明清爽。

《灵枢·经脉》："心主手厥阴心包络之脉。""心主"即指心包络，为心之宫城，居于膻中，即胸廓正中部位，能代心行令，代心受邪，故称心主，或称心主脉。

而心包经的巡行路线："心主手厥阴心包络之脉，起于胸中，出属心包络……下臂，行两筋（指的是桡侧腕屈肌肌腱与掌长肌肌腱）之间，入掌中，循中指，出其端……"

因此，能够证明两筋之间手厥阴心包经巡行路线，脉气汇聚于手腕横纹上两筋之侧。

三、心脉的变脉

变脉是指脉由无脉变成弱脉，或者由弱脉变成滑脉，或者由无脉变成滑大脉。总之，变脉是在摸脉期间患者因紧张、激动、担心、害怕等情绪导致的脉的波动。

变脉出现在左寸心，是以心藏神，统领人的情绪波动，而对脉象产生影响。

情绪的紧张、激动、担心、害怕等都会影响寸脉，往往会使得寸口的无脉变成有脉，或从无脉变成微弱脉，或从无脉变成滑脉等。一旦情绪平稳，脉象又恢复到无脉。

变脉会影响大夫的判断，因此要搞清楚本体是无脉还是有脉。

　　患者看到大夫时可能容易紧张，又或者这是一个患者仰慕的大夫，见到时有些激动，又或者担心自己身体有什么问题，因此，心理情绪会对脉象产生影响。因此我一般摸脉时，速度很快，但要在短时间感受到这种变化，最后开处方的时候再核实一下脉象。

第6章
由脉象知病症

首先我要说,脉象不会作假,但是我们有可能会摸错。脉象对应的症状也不会有假,有的是当下有的,有的是过去曾经有的,少数是患者没有感受到的。还有一种体质被我称为"绝缘体"和"半绝缘体"的患者,他们感受不到身体的绝大部分症状,但是脉象是病脉,即《难经》所说的"脉病人不病",存在很大的健康隐患,有的人会突发脑梗、心梗,或平时没有症状体检时却查出来脑梗和冠状动脉堵塞。

医者要能辨别清楚,根据患者脉象显示,一般问3~4个核心症状,如果这位患者说没有,基本就是绝缘体。半绝缘体就是在全身十几个应有症状中,有2~3个,但不是核心症状。如果患者属于绝缘体体质,我会在病历后面写明,供患者参考,并提醒他们应该引起重视,做相应的检查,使大病和重病及时被发现。

绝缘体没有症状为什么会来找我调理呢?基本都是亲戚朋友介绍来看看身体有什么问题的人群。

一、左寸心脉的两种特殊脉象

1. 左寸心脉无脉、变脉、弱脉或伏弱脉

摸到这几个脉象,患者容易出现以下症状:头脑昏沉、颈椎僵硬、肩背发紧或发沉或疼痛、胸痛、胸闷、气短、爱生闷气、记忆力差、视物模糊、

多梦，年纪大者则听力下降、耳鸣。

2. 左寸心脉带滑脉，如沉滑、沉弱滑、滑等，且力度大于左关

摸到这几个脉象，患者有以下症状：性子急、容易烦躁、睡眠轻容易醒或早醒、眼睛干涩、掉头发、后背疼痛或僵硬、口腔溃疡、口苦。

二、右寸肺脉的两种特殊脉象

1. 右寸肺脉无脉、变脉或弱脉、伏脉

摸到这几个脉象，患者有以下症状：气短、疲劳、乏力，缺乏上进心，情绪低落，颈椎、肩膀僵硬或疼痛。

2. 右寸肺脉沉滑或滑而有力，且力度大于右关

摸到这几个脉象，患者有以下症状：头痛、晕车、恶心、打嗝、胃胀、牙龈出血、痔疮、皮肤痒、后背痒。

三、左关肝脉的两种特殊脉象

1. 左关带郁，如郁滑、满郁滑、弦郁、软郁等

郁皆为气滞，滞久血瘀。本部脉为实，但是有力与无力程度不同，比如郁滑和软郁有力体现的实际情况是有差异的。左关带郁的脉象可能出现的症状：内心郁闷不舒（生气），左胁痛，脂肪肝，手或者手臂发麻，鼻炎，乳房胀痛，膝关节痛。

2. 左关带平脉的脉象，如平软、平弱、平弱滑等

平脉皆为亏血、亏精或失血，本部脉为虚脉，但是仍有程度不同，比如平弱滑脉比平软略好，平软亏精血比较严重。左关带平的脉象可能出现的症状：女子月经量少或一个月未汛甚或闭经；男子精子活力不足、畸形，勃起问题。男女都可能出现的问题：皮肤痒，腿脚寒凉，筋腱易拉伤或者断裂，如韧带拉伤、跟腱撕裂。

四、右关胃脉的两种特殊脉象

1. 右关带弦的脉象，如弦郁滑、弦滑、软滑透弦等

爱吃凉的，而且最近吃过冰激凌或者喝过冰水。胃凉、胃痛，容易紧张，紧张就想排便。饭后容易不消化。但是有一种常年饮冰水的人，胃失去知觉，没有胃不适的症状。小时候缺少父爱。

2. 右关带满的脉象，如满滑大、硬满郁滑、满软滑

胃胀、烧心，容易埋怨、委屈，内心闷闷不乐，喜欢回忆过去不开心的事情。痰湿体质，容易脸肿，身体腰、腹、腿偏粗胖。胳膊、腿容易发麻。小时候缺少母爱。

五、左右尺脉的几种特殊脉象

1. 左尺带坠的脉象，如沉坠滑、沉弱坠滑、沉坠滑郁、沉坠滑大等

坠脉皆为湿气下注，程度不同，比如沉坠滑大比沉坠滑和沉坠弱滑都要严重。左尺带坠的脉象可能出现的症状：女子经期或排卵期小腹冷坠痛、白带多或异常，容易有子宫肌瘤、盆腔积液、囊肿或 HPV 阳性，容易停孕；男子尿酸高或尿蛋白高、PSA 高，脚气、脱皮。男女都有的症状：小腿痒、腿沉胀、腿肿尤其是老年人。

2. 右尺带坠的脉象，如沉坠滑、沉弱坠滑、沉坠滑郁、沉坠滑大等

症状与上面左尺带坠的症状一样，但是区别在于病机有差异，所以治疗用药不同。左尺下坠的脉，都是湿气下注，升发之力不足，所以用药需要升提；而右尺下坠的脉，肾阳气运化无力，所以用药需要温阳化湿。

3. 左尺带弱的脉象，如微弱、弱滑、沉弱等，甚至无脉

左尺属于肾阴，肾阴有凉润的作用。前面我提到过，阴都是柔润身体的，比如使得脾气不躁、皮肤毛发不干，使五脏六腑柔和运转等。

左尺带弱的脉象可能出现的症状：腰酸、腿软或腰腿痛，腿抽筋，走路容易崴脚，夜尿或者漏尿，容易骨折，容易疲劳。男子精子弱，女子卵巢、子宫偏小或者曾经子宫摘除、月经量少。

用药上凭脉用药为主，但是要考虑到实际的身体胖瘦，治疗分步骤和阶段。

4. 右尺带弱的脉象，如微弱、弱滑、沉弱等，甚至无脉

肾为水脏，内藏一点真阳。右尺是肾阳，肾阳具有温暖身体、推动血液运行的作用，能蒸腾水分，使身体的水液不在某处凝聚。因此，右尺带弱的脉象容易出现的症状有：夜尿频或者饮多尿多、腿肿胀、腿脚发凉或冰凉、腿痛、容易崴脚、年轻人不爱走路、老年人走路似踩棉花；男子或精子不液化或液化不全，女子容易月经量少、痛经。

六、双内脉及上冲脉的实象

前面章节我强调了心肺脉摸脉的位置，是寸口桡侧边缘，不要摸到了寸口桡侧筋腱的前方。左寸桡侧筋腱前方摸到的是肾中虚火上冲干扰心包的脉象，右侧同样位置摸到的是胃气上冲夹杂痰浊上冲。

根据双内脉的大小，比如可以弱滑、滑而有力、滑如豆，级别可以用+表示，"+"表示程度重，"++"表示程度更重。带"+"的脉气是上冲于头面部的。比如左内脉滑如豆，这个人脸上是容易长痘痘的，或者头痒，眼睛干涩，口鼻生疮；右内脉滑，这个人早上起床洗漱是要吐痰的，有咽炎和胃肠问题、痔疮，有的人说不吐痰，则其痰已经不在空窍（咽喉、支气管），

已经进了皮下、经络和脏腑。

七、综合寸关尺的脉象

需要说明的是，上面我列举的是寸、关、尺的核心脉象。一个人的脉是由寸、关、尺组合而成，因此碰到不同患者，他们双手脉的交叉脉象可以是上面的任何搭配组合，症状是一样的。需要在临床摸脉中多应用，大胆说出患者症状。

这一点可以参考前面提到的章节，把单个的寸、关、尺和整体脉势整合起来，举一反三，达到三生万物的效果。

比如说一名女性患者，左寸无脉变弱滑，右寸沉滑，双关软化无力，双尺沉坠弱滑，双内脉（＋）。

摸到这样的脉象，她的症状和西医指征如下：身体疲乏无力，头脑昏沉，颈椎僵硬，畏风畏寒，冬季容易手脚冰冷，月经量少，心情低落，容易烦躁，腰酸，睡眠时好时坏，容易胡思乱想，心里没有安全感，子宫内膜偏薄，小腹冷坠，晕车，胃胀打嗝，掉头发，眼睛干涩，或有牙龈出血，大便偏干，皮肤干痒，容易过敏，睡眠轻浅，多梦等。

这样的症状不需要死记硬背。把脉象和脉势搞明白，结合中医基础理论知识，这些症状在指下一目了然。一边摸脉一边跟患者核对，也就几分钟的时间。医者说出的症状 70% 以上的患者都有，就是脉症相符。有些患者会说某些症状是之前曾经出现过，最近没有，也都是在正常脉症相符的范围之内。

八、绝缘体质——半绝缘和全绝缘

现代人许多都处于亚健康状态或者疾病状态。

正常情况下，人有不舒服的地方（简称症状），就能在脉象上找到相应的症结点。反过来，医者在号脉时，能够知道对方身体上有哪些不舒服的地方。

摸脉知道的症状跟患者能够感知到的症状相符合在70%以上，这个称为人脉相应，也就是人病脉病，视为正常。

但是，我在临床看诊的过程中，发现有些人的脉症并不相符。这个并不是说摸错了脉，而是询问了很多症状，被号脉者平时并没有感觉到，属于绝缘体质，这种情况下我往往不会开药。

如有一位先生，他女儿介绍过来的，我一搭脉，说："您的身体很容易疲劳"。

他说："没有啊，我精神头特别好。睡得少，我也不困。"

我问："胸闷气短有没有？"

他说没有。

我想，既然症状没有，那就用西医治标来说话，只要做过体检，就应该知道。我又问："您脂肪肝、血脂高，知道吗？"

他说没有检查过。

仅是常年便秘，吃了10年三黄片来通便。而且每日饮用冰水。

我一听，本身身体阳虚至极，还吃寒凉的三黄片来饮鸩止渴，每日冰水来戕伐身体，实属难救。

作为医者，该嘱咐的还是要嘱咐，尽可能把危险降到最低。

我嘱咐他女儿带他父亲去查一下血管，有脑梗倾向。

后来他女儿反馈，做了检查后医生直接就留下他爸住院了，血管堵塞，要求装支架。

这已经算是幸运了，有的人没有症状，西医检查也没有问题，但是预后很糟糕。

这种是全绝缘体质。身体的感知已经非常迟钝，可以说身体已经发不出任何不适信号了，属于屏蔽状态。有一些突发癌症的患者就属于这种体质，有的人平时没有任何症状，等症状一旦出现就比较严重，去医院检查发现是癌症。

还有就是从来没有症状，在体检中发现指标不合格，再进一步检查诊断为癌症，我碰到过肝癌、宫颈癌患者等。

有一年，有个热心人很信任我，说他朋友的父亲是一名癌症晚期患者，医院已经不治疗了，让回家。但孩子们觉得不治疗说不过去。他便发微信跟我说，让我帮忙调理一下脾胃，尽量活得久一点。孩子们也知道癌症晚期变数很大，让我不要有后顾之忧。

之后，老人来找我看诊。我一搭脉，身体瘀堵不通，堵得很严重，问了一系列症状，老人一个也没有感知到。我特别惊讶地问："您当时怎么发现身体得病了？"他说没有症状，就是有个地方突然破溃了（指了指脖子）。

我当时心里已然明了。身体已经完全屏蔽了感知，这种完全绝缘体质预后非常不好。

过了一段时间，我依旧忙于诊务。那个热心人介绍其他患者过来的时候，我得知，那位癌症晚期患者回去不久就在睡梦中过世了。

这样的例子我碰到过不少。这样的患者过来搭完脉之后，没有任何症状的，我都嘱咐去做一个全身体检；已经有大病的，往往预后不好。

半绝缘体质，就是身体症状表现出来的很少（1～2个症状），绝大部分是本人没有感知到的。多数有习惯长年喝冰水、喝啤酒或者白酒的爱好，有些也没有特别的爱好。

之前看了好几个小伙子，身材高大，一搭脉，亏空厉害，徒剩一个身体的空壳，症状不明显，能感受到的不适很少，就是觉得疲劳，其他症状不明显。这就是《黄帝内经》所说："形气有余，脉气不足死。"这种情况一般开的是中成药，一次就吃一个月。

还有一种半绝缘体质，是脉象上应该出现的主要症状感知不到，能感知到的次要症状不多，但也没去治疗。

之前有一位患者，心肺不足，摸脉后询问有没有憋气，他回答说没有。脉象上痰涎壅盛，问有没有痰，他说吐不出来。腿肿多年，一直没有治疗。没有饥饿感，吃得也少。2个月后被诊断为肺癌。

最早谈到脉病与人病问题的是《难经》。

《难经》中说，脉病人形不病者死。这里的死指的是预后不良。就是说患者的脉象与实际的症状不相符，提示身体状况比较差。

《伤寒论·平脉法》云："脉病人不病，名曰行尸。"成无己注解为："脉者，人之根本也。脉病人不病，为根本内绝，形虽且强，卒然气脱。"

人的感知会有假，脉象却不会有假。

第 **7** 章

懂阴阳

中国文化和中医都讲阴阳，明白了阴阳，就明白了人体和自然界的关系，更重要的是阴阳的判断和转化对遣方用药都会有影响。用药方面"失之毫厘，差之千里"。

开方子绝对不是把几个有功效的药物凑合到一起。一个处方理应治疗全身所有毛病，不需要给一个胃和妇科有问题同时又在咳嗽的人开出三个方：妇科一个方、咳嗽一个方、胃痛一个方；也不需要给她先治咳嗽，再治胃，再治妇科。但是能够做到一个方子治疗全身所有毛病的大夫很少见。

我在法国留学时，有一次从学校坐公交车回家，发现右边座位上一个法国同学拿着一本书在看，我瞥了一眼，发现这本书讲的是阴阳（用的拼音Yin 和 Yang）。我特别惊讶和惭愧，作为中国人我当时都不知道什么是阴阳，而外国人还在孜孜学习。

当我十多年前开始学习中医基础理论时，觉得阴阳晦涩难懂，学完了完全不知学了什么，只记住了阴消阳长。后来我也是花了很长时间才弄清楚了阴、阳的真正涵义，明白了"阴平阳秘，精神乃安"。

一、正常人体的升降阴阳

升为阳，降为阴。人体左升右降，阴阳各半，而又互相转化，升极必降、降极必升，周而循环，炁生不绝。

二、疾病状态下人体的阴阳

升降逆乱：该升不升，该降不降；造成升降气机紊乱，壅滞而瘀。

气血逆乱：阳亢气不降而血亏，降极而阳气不得升、血不得运。

三、脏腑阴阳

五脏为阴、六腑为阳。五脏藏精、神、魂、魄、气血而不泄，它们是藏而不泄；藏，是相对静止的。六腑，是传化物体，泻而不藏；泻是一种运动状态。比如吃进去的食物，不能停滞，必须经过消化、吸收、传导转化成身体需要的营养物质，然后将糟粕排出体外。

四、生命组成的两种阴阳物质

构成生命的两种物质：气为阳，血为阴。气推动血液运行使血液流动畅达，固摄血液使血液循经运行而不外漏，温煦血液使得人体五脏安肢体不寒。血中也承载一部分气。

五、自然界的阴阳

阴、阳是两种相对的物质状态。阴：一切凉润、下降、静止、黑暗的有形或无形之物；阳：一切温煦、推动、运动、光明的有形或无形之物。

六、哲学上的阴阳

对立、统一和互相转化，是从高度上概括了一切状态下的阴阳属性。

调理身体，不仅要调理阴阳：气血、脏腑、升降都是阴阳，还要使得阴平阳秘，这才是一个完整的治疗，是正治法。

七、治病中的阴阳

患者在治病过程中他们身体和脉象的阴阳是会发生变化的，换句话说就是患者初次过来调理时的脉象和身体症状是一致的，但是通过汤药调理纠正患者体质偏性之后，随着脉象的改善，患者不舒适的症状减轻或者痊愈。再次用药应根据脉象的变化，针对没有改善的症状或者没有痊愈的症状进行处方用药。

处方用药和治疗中的阴阳原则：

1.气和阳不足，先补气温阳，使得脉达标后再用养阴药物。遵循中医"阳主阴从"的原则。阳气没有上来，忌用大量凉润和苦寒的阴药。

2.血和精亏损严重的，一用药需要柔和；二可以养阴药和温阳药同时使用，但是比例需要把握好，这是一个经验问题，三言两语说不清楚。

如气血两虚的病例：阳气不足，阴血也不足。如果只是温阳，如用附子、肉桂则很容易燥；如果用太多药养血，如熟地、当归、制首乌等，但是没有阳气的推动，血也很难运行。因此，好的治疗方法是用温和的药，佐以少量养血的药，这就是用药方面的阴阳调和。这便是李东垣的"以温药和之"的理论依据。

第 **8** 章

观天地

为何要观察天地的变化？观天地之象，以应于人。

人为天地间的产物之一，人赖天地而生，赖天地而养。《道德经》指出，天地生万物，万物都是天地阴阳二气交合产生的。

现代将天地称为自然，中医认为人与自然是一个整体。自然界有一年四季，寒、热、温、凉的气候和温度变化，人体能随着四季运转的温度变化而相应运转、承接，就不容易生病；如果不能顺应四季运转的温度变化，则容易生病。

一、人体顺应四季的自然规律

如春、秋季易犯的鼻炎和哮喘，就是因为一部分人不能适应春、秋两季在交替时期的温度变化及脏腑开合造成的。冬季好发心脏病，是因为一部分心肾阳虚的人，体内的热量太虚弱，加之外界寒冷，无法带动身体气血运转造成的。

可以说所有的季节病都是因为身体对时令转换不适应造成的，本质是自身体质的问题。这一部分人常卫气虚，对外界温度的变化适应性差，受凉或受风后容易打喷嚏、流鼻涕，而且伴随有心肺肾阳虚的表现。

天地间的动物、植物和人类，都离不开太阳和水。有的人说我特别喜欢夜晚，夜晚没有太阳。夜晚不是没有太阳，而是地球自转产生白天和黑夜，太阳一直都在那里。太阳离我们比较近的时候，就是春、夏季，比较温暖；太阳离我们比较远的时候，是秋冬季，我们会感觉到寒冷。如果没有太阳，那是冰河世纪，一片黑暗，万物难以生存。

二、热能化水成炁的自然现象

热能化水成炁的自然现象很多，如太阳能把湿衣服晒干，火能把炉子里的水烧干，太阳能融化地上的积雪、河里的冰块，等等。

这些自然现象说明自然界的热能(太阳)能蒸发水分，这就是中医说的"气化"作用。在我们的身体中阳气能蒸腾水液、运化水湿。我们喝进去的水要变成雾露一样的蒸汽（炁）才能被人体大面积吸收，这种炁是一种称为精微的营养物质。

江南的冬天，因为天气寒冷、潮湿，这股热能不足，因此衣服晾出去几天都不干。北京的冬天，因室内有暖气，温度高、气候干燥，衣服一夜就能晾干。而东北户外寒冷，比室温还低，晾出去的衣服能结上冰碴子。这就是温度决定了对湿的转化快慢，温度越低，越难运化水湿、蒸腾水分。这就是为何中医要求忌口冰镇食物，保存人体阳气的原因。阳气就是温度。

三、阳能温煦生长的自然现象

冬天有太阳的日子会比较暖和，天冷的时候我们多穿一点衣服、喝点热水会比较暖和。为了让植物顺利过冬，北方人冬天会把植物用塑料薄膜包起来，等等。

等到春暖花开，万物开始生长，小草破土，大树发新芽，河流解冻，野鸭开始浮游。因此，温暖是生命的动力。

有太阳的日子一般比阴雨天要暖和，这是因为太阳散发光和热。

而人体呢，年轻人会比老年人阳气足一些，阳气足一点身体就不那么怕冷。多数老年人喜欢晒太阳，这样可以让身体感觉很舒服。

2021 年 5 月的马拉松失温事件导致许多运动员失去了生命。可见，温度对于人体来说是多么重要，也让我们了解了一个新的词汇"失温"。失温会导致核心器官大脑 – 心 – 肺温度降低，使人失去意识甚至生命，速度之快令人咋舌。

可是有另一种失温，是我们日常生活中最贪恋的：空调、冰饮。冰饮也会从体内逐步削弱身体的热度，使身体逐步缺少热力，影响身体热循环，这是一种慢性的失温。再加上空调低温封闭皮肤毛孔，内外夹击，生命健康一样会受到影响。天热了，请大家不要贪凉，空调温度不要太低，饮用常温水。

四、阴能凉润滋养的自然现象

大自然的阴，一个是黑夜，一个是水。

白天有太阳，温度会高，春暖夏热；黑夜则会春凉冬寒。白天植物的生长会加速，夜晚则会减缓。白天动物外出活动、觅食，夜晚则蜷伏在洞里安睡。

大自然的黑夜，让一切减缓、静下来，夜晚滋养了自然界中的动物、植物和人类。

自然界的水能灌溉花草、灌溉良田、解人和牲畜口渴。

我记得小时候夏天很热，傍晚所有人都会出去乘凉，可是大地经过一天的烘烤，地面也会变得很热，这时候我母亲就会出去洒很多水，这样地上的热气明显就降下来了。家家户户都这样洒水，很快就能搬着凳子和竹床出去乘凉了。

水属于阴，大地万物的生长除了靠太阳的温煦，剩下的就要靠水的滋养了。

水能够滋养植物、动物，甚至可以说万物。于人体来说，津液、血液等就是水，能够润养四肢百骸、五脏六腑。如果缺少津液和血液，则人体脏腑干燥、萎缩，头发发黄、干枯，皮肤干燥皲裂、起皮屑，性格烦躁易怒。

如女子月经量少，得不到足够的血来滋养，就容易子宫内膜变薄、卵巢萎缩。男子如果身体血少，就容易发生肝硬化。

五、寒能结水成冰的自然现象

寒与热相对。热能化水成炁，寒则能结水成冰。

冬季是一年四季最为寒冷的季节，寒冷使大自然失去了生机，树木花草不耐严寒，早已经于初冬凋蔽。因此，寒能降低生命力。

冬季，太阳南移，在远离太阳的北半球，温度变低，河流随着气温的降低，流动得越来越缓慢，最后从液态便成了固态的冰块。

寒能造成人体血液循环变慢、形成瘀堵和栓塞。过去冬天气温低，取暖条件又差，很多人手脚生冻疮。阳气太虚弱的人，冬天时心率就会更缓慢，无法很好地搏动血液，使血液流动到全身，因此冬天时人更容易犯心脏病。

观天地之象，以应于人，是中医宏观思维、取象思维及人与自然是一个整体思维的统一概括。

自然有四季：春、夏、秋、冬；天地有四气：寒、热、温、凉。天地之间的万物秉承阴阳二气而生，但是又因生长季节和收获季节不同，而带有阴阳的偏性。

中草药就是利用这种偏性之气来治疗人体的阴阳缺损，补损止漏。

第 **9** 章

左右手脉互比

2009 年我在渭南孙老师那里游学时，发现老师给患者看诊都是双手摸脉。在此之前，我没有接触到任何中医大夫双手摸脉。坐在老师身边跟诊，老师经常让我评评患者的脉，于是我便学着双手给患者摸脉。看诊之余我问老师这样摸脉是不是为了更好地比较患者脉的大小，老师颇有深意地点了点头。

随着之后我独立坐诊，接触的患者越来越多，也就更多地体会到了双手摸脉的好处。

一、人身是一个整体

摸脉，摸的是周身气血在双手桡侧寸口的一个全息。中医认为人身气血是一个整体，脏腑是一个整体。既然是一个整体，那左右手同时摸脉，不就是一个太极？左手肾肝心的气血顺次相生地升发，与右手肺胃命门的顺次通降正好是一个左升右降。太极就是一个阴阳气血的转换、升降的一个周而复始的过程。

这是一个大的左手升、右手降，其实真正意义上来说，左右手脉气的升降是倒在地上的 S 形，组合起来像个 8 字，就是 DNA 的组成图形。

这是一个大象，大象还有很多细小的象可以比对。比如左手脉的力度小于右手，为升之不及；相反，左手脉力度大于右手，则为升之太过或降之不及。

左手尺部下坠大于右手尺部下坠，则为升之不及；反之，如果右手尺部下坠大于左手尺部，则为阳虚湿泛、风陷下焦。

二、左右手脉互比的好处

1. 医者手搭上患者的脉，第一时间就知道是不足，还是太过。

2. 第一时间知道是肝的问题还是胃肠的问题。

3. 第一时间知道身体是否有心脑血管问题或者癌症的可能性。

4. 第一时间知道患者最近是否有外感（受凉或者咳嗽）。

5. 第一时间知道患者的情绪。

6. 第一时间知道患者的预后。

第 **10** 章
常用的脉法语言

摸脉是用手指指腹触摸寸口脉，以体悟和感知脉气的粗细、强弱、厚薄、快慢、流利、涩滞及按压力度大小等。

医者为了记录患者脉象，传播脉法，因此要用语言来表达脉象在手指上的具体感觉，然而语言并不能完美地描述这种感觉，因为它是一种手感。所以摸脉带教是一种很好的方法，可将文字和手感完美结合。

比如最早的27脉，浮沉滑数弦迟等，也只是脉法取象记录的一部分语言。《濒湖脉学》中有27脉：（1）浮；（2）沉；（3）迟；（4）数；（5）滑；（6）涩；（7）虚；（8）实；（9）长；（10）短；（11）洪；（2）微；（13）紧；（14）缓；（15）芤；（16）弦；（17）革；（18）牢；（19）濡；（20）弱；（21）散；（22）细；（23）伏；（24）动；（25）促；（26）结；（27）代。这种脉用一个字来表达很形象，简明扼要，因而称之为"脉象"。

人生活在自然界中，对自然界中的很多事物都习以为常而没有留心去观察。学中医、学摸脉一定要多观察自然，体悟自然，观雾、观花、观雪、观月、观流水、观冰、观植物的生长等。

人是自然界的一份子，因而人的身体也能反映自然界的一切。

比如对浮脉的描述，"如水之漂木，举之不足，按之有余"，用一个常见的生活实例很形象地解释了浮脉的手感：好像是摸水上漂着的木头，轻轻一摸就能摸到木头，用力往下按时阻力很大，再抬手时却没什么阻力，还是那块木头。

这才是真正的浮脉。为什么按下去再抬手的时候有抵抗？这是受风或者受寒之后，体表卫气与风寒邪相搏（正邪相搏）的一个标志。因此浮脉的诊断意义和用药不同。首先要判断准确，才能记录正确，然后才能正确地分析病情和用药。

沉脉正好与浮脉相对，"如石之沉水"，就像一块石头掉到水里，因其重量而快速沉到水底。因此，沉脉的特点就是探脉的过程中按得比较用力才能感知到脉气。

大体上把诸多脉象分成阴、阳两类。摸脉首辨阴阳。

阴脉普遍是一种虚脉、无力的脉。

阳脉普遍是比较有力的脉，可以是气血相对流畅，又或者是病理产物痰、湿、饮、瘀比较明显的表现。

阴脉还是阳脉，就是搭脉时医者手指下一瞬间的感觉，虚实自然就分出来。但是现在不少人是虚实兼杂，虚则补、实则泻是不变法则。

我对脉法语言的定义，也参照了传统27脉。古人留下的东西不能忘，27脉中的脉仍旧保留，其他增加的脉，只是为了取象好记，如坠脉，也许古代没有冰箱、空调、冰镇饮品，所以古人没有这么重的湿。这并不是为了标新立异。

一、郁脉

"郁"即郁滞、不通畅之意，带有聚集、凝聚之象。好比堵车，汽车全拥堵在一处，造成前面没车，后面车还没到。好比人的聚集，如搞活动的地方，聚集了大量的人群，而且周围的地方人比较稀少。这就是一种郁滞之象。我们最常见的一个词是"肝郁"，在脉上就是左关郁滞。郁脉可以出现在任何部位。可以与其他兼脉，如郁滑、郁坠、软郁等。

郁，是一种凝聚或聚集之象，是阳脉的一种。

1.聚集的可以是无形的气

比如爱生气的人，经常不开心，心里犯嘀咕，又不说出来，这样让无形的气聚集在胸腔，上不能吐，下不能排，经年累月这一团气不能正常上下流通，就好比河流的水，流动才不会腐朽，这团气是一团死气，造成气机上下、升降、失常。

经常胸口满闷不舒，唉声叹气，或者咽喉异物感，上不上，下不下。这样时间一久，对心脏、乳房、大脑都有影响。

这常是左关郁脉。

2.聚集的可以是有形的湿、水饮、痰、血

这些都是有形的病理产物，它们聚集的先决条件是气的郁滞。中医有句古话"气滞血瘀，气行血行"。气的畅通运行才能带来血液的流畅。这就是阴阳相随的道理。气的停止或者气行缓慢，都会造成水液、血液的运行缓慢，通俗地说就是代谢差了，水液就不能很好地气化，产生湿，湿多了就聚集成了水饮，饮就是西医称为积液的产物，如胸腔积液、关节腔积液、盆腔积液等。随着水液凝聚成饮，伴随体内高温的熏蒸，水液就化成了痰浊。

这些痰、饮、湿、瘀之所以被称为病理产物，就是因为它们会进一步阻碍气、血的运行，导致身体机能变成一种疾病状态。正气（阳气）越虚，这些病理产物聚集就越多，这也是肿瘤和癌症形成的主要原因。用中草药调理人体，就是使人体正气（阳气）增强，有运化和代谢这些病理产物的能力，才能拨云见日，使身体气血运行恢复相对正常。

这个郁脉可以存在寸口脉的关尺和关下、关上部位。

3. 聚集的可以是有形的食物或糟粕

既然聚集的是有形的食物，那存在的地方只能是胃、小肠、大肠，尤其是胃。中医认为"胃为受盛之官"，我们吃进去的食物首先存放的地方是胃，它是一个装食物的容器。

有的人胃阳不足，受纳的功能也很弱，通俗地说就是吃得虽比较少，但消化不良，所以很容易造成食积。还有的人长期三餐无规律、暴饮暴食、过食寒凉，造成脾胃肠运化无力，很容易胃胀、反酸、纳呆。

还有一部分人长期排便不好，或者消化能力差、肠道蠕动缓慢，造成肠道瘀堵。迁延日久，对胃、肠损害很大，这类人容易患胃癌、肠癌、肠梗阻。及时给予中医调理，对身体是大有裨益的，能把将要出现的大问题及时减轻或者截断。

这个郁脉可以存在于右关、右关上、右关下。

郁脉的心理含义：压抑、忍让，对某个事、某个人有意见。

左关胆脉郁（心理）：左关脉气团偏细长，如一段绳索，是一种形态，是郁脉的一种。常透弦紧感。气机不畅，压力大。曾经有一段担惊受怕、处处谨慎小心的生活。做事不能放松。与父亲的关系紧张，一方面受管制较多，另一方面父爱有所缺失。

二、满脉

满脉是一种饱满之象，代表某个部位能量的聚集，也是一种郁积之象。因此，此部位的气血是充盈的，也是堵塞的。

多在中焦肝和胃。满指的是宽度和饱和度，也就是手感下脉气团大概有指腹面积感受的那么满；饱和度就是手指腹下垂直感受，很饱满。即宽度和厚度都很饱满，超过其他部脉的宽度。这个是相对于摸脉对象寸、关、尺比较而言，而不是以摸脉者的手指而言。满脉也是一种郁脉，是气机郁滞不通、痰湿瘀凝聚的一种表现，是阳脉的一种。

双关满脉的心理含义：双关脉气团圆而宽厚，如一颗扁大的豆子，是一种形态，可以软弱也可以滑而有力。气机不畅，是压力的一种表现。内心纠结、隐忍、压抑、心事重重。一方面，与母亲的关系不好，心中埋怨较重；另一方面，有从小与母亲分离史，母爱有所缺失。

三、无脉

无脉就是没有脉，浮中沉都摸不到脉。这种情况多在寸、关、尺的寸部和尺部，左手寸部、右手寸部、双尺部均可出现。无脉是阴脉的一种。

摸到这种脉，要相信自己摸的是对的。不用心生疑虑，而在手上寸口桡侧到处去找脉，而且找到寸口的尺侧，摸到有脉，以为自己摸到了，这是不对的。

脉，只在寸口桡侧的外侧才是对的位置。摸到了寸口桡侧的内侧，是不对的。意义不一样。

左寸无脉，即为生发不利，木不生火，心阳不足。

右寸无脉，同为肺阳不足，不能金生水，导致肾水寒。

右尺无脉，命门火衰。

左尺无脉，真阴亏竭。

无脉的心理含义：空虚、失落、沮丧、心灰意冷。

四、变脉

变脉同样只发生在寸口脉的寸部，双手均可出现。

变脉的出现时，以人的情绪波动而对脉象产生影响。情绪的紧张、激动、担心、害怕等都会影响寸脉，往往会使得寸口的无脉变成有脉，或从无脉变成微弱脉，或从无脉变成滑脉等。一旦情绪平稳，脉象又恢复到无脉。

变脉会影响医者的判断，因此要搞清楚本体是无脉还是有脉。

人会有情绪波动，有的人特别容易紧张，这时候患者进来坐在诊桌前，摸到的脉就是变脉，如滑数脉，这不是患者的本真脉。等患者放松后，脉象发生变化，变得平缓了，滑数脉便成了软滑脉。

再比如，有的人特别敬仰这个大夫，一进来就紧张或喜悦，也会体现在脉象上，这时候摸到的是变脉，不是本真脉。反过来，有的人进来是比较平静的，但是在摸脉过程中，当大夫提到他身体情况，让他担心害怕时，脉象会发生变化，简单地说脉象比之前变得激动了，这时候应该明了于心，知道患者的本真脉和变脉。开方用药要将本真脉作为脉的主体，在此基础上考虑到变脉，其用药才会更为精准、有效。

变脉的情况要引起高度重视，摸脉者需要察觉这种脉象，并且感知到这种变化。因为它涉及摸脉的准确性、症状的准确性并影响处方用药及疗效，所以是非常关键的。

许多人摸脉没有摸得很精细，只摸一个大概，那是没有任何指导意义的。

摸脉的时间不需要很长，快则只需要几秒，慢也不会超过 1 分钟。但是要求心静，非常专注。

变脉的心理含义：紧张、激动、担心、害怕。

五、滑脉

滑脉非常常见，是兼脉之一。兼脉就是往往与其他脉兼而有之，如软滑、弦滑、滑大等。兼脉是阳脉的一种。

"滑"是一种气血流利之象、血气充沛之象。因此，女子经期和早孕都是滑脉。特别要说明的是，滑脉不是湿象，是一种生命力的象。这个具体含义要参考兼夹的脉象、气血盈亏和脉势综合分析。

滑脉在手指指腹触碰患者脉气的感觉就是很滑且欢快，取象可以是大珠小珠落玉盘的流畅感，也可以是小溪湍流感，这都是滑脉的脉象。珠子很光滑，落到光滑的玉盘上的触感与石头子落在玉盘上的触感肯定不一样。

试想，寸口脉气血非常亏虚，肯定是一种柔软无力的手感，不可能是小溪湍流的感觉。小溪湍流需要具备两个条件：一定的水量，一定的流动速度。

因此，滑脉是血液比较充盈的表现，这是水量的条件。另外一个，流动的速度无论是对于自然界河流的水还是人体的血液，这个流动的速度都是靠热力推动的，自然界靠的是太阳，人体靠的是阳气。

滑脉的心理含义：喜悦、开心、紧张、激动。

六、坠脉

坠字顾名思义就是下坠、沉坠。既然是下坠，那么这个脉象出现的部位就比较单一了，它只出现在"尺部"，左尺或者右尺。坠脉是阳脉的一种。

坠脉常是兼脉，如坠滑、坠长、沉坠滑大、沉坠弦、坠长等。坠脉也是一种郁脉。

怎么看坠脉？就观察水滴。水滴下来时，水珠下端的水越聚越多、越来越重，继而就滴下来了。这个就是坠脉的象。在临床中我发现，坠脉是湿的标志，湿多位于女子的盆腔、子宫，男子的前列腺及腰、腿。坠脉比沉脉的湿更重一些，湿性趋下，就像水滴的下端比上端要更胖更圆，因而是沉坠。

脉象脉象，有脉就一定有象。这就是中国传统文化象文化的博大和随性。看起来简单，透过去的内涵又很丰富。

坠脉的含义：

1.虽然出现在尺部，一定存在上焦气不足的表现。

2.尺部的水湿很重，而且阳气亏虚。

3.治疗是升提、温阳、化气行水、利湿。

坠脉的心理含义：小时候比较胆小、害怕。小时候较长一段时间生活在一种担惊受怕的环境中，害怕被斥责，害怕没有亲人关爱。

七、长脉

长脉是指脉的长度比正常脉长，也就是说超过寸、关、尺三部的长度。但是超过寸脉的长度这里不讲，这里讲的是超过尺部的长度，因而这个出现的部位也是"尺部"。长脉是阳脉的一种。

长，也是一种象，一般来说瘦的叫长，短圆的叫胖。因此，长脉伴随"弦"脉出现，又弦又长。

长脉，也是湿的一种表现。与坠脉不一样的是，长脉比坠脉瘦，带有弦脉，有一种紧象。如果尺部是弦长脉，那么这个人的关脉一定是弦脉，这个是对应的。

长脉的含义：

1.虽然出现在尺部，也存在上焦气不足，而且中焦郁滞、胆气不通。

2.尺部的水湿没有坠脉重，但寒气重，寒气客居在经脉、肌肉，阳气亏虚。

3.治疗是疏理肝气、温阳、化气行水。

八、弦脉

弦脉是一种弦直而紧的感觉，"如按琴弦，端直而长"。手感下确实犹如琴弦，细、紧而直长。或者像按在一根绷紧的细绳上的手感，因此是一种紧张、刚硬、寒收之象。

古代叫"如按琴弦"。以古琴的琴弦为例，是兼夹了细脉的特征。我这里所说的弦脉，偏粗。因此，取象可以是琴弦或者绷紧的细绳。弦脉是阳脉的一种。

弦脉的定义是：端直而长，指下挺然，如按琴弦的脉象。当然弦紧、弦滑、弦洪所代表的的含义各不同。弦主肝，弦主饮，弦主痛，弦主郁。如何辨别还要看所在部位，是胃脉弦还是肝脉弦等，含义各异。

弦为肝之脉，而肝主筋，故而筋病可以肝脉弦，如患者抽筋、筋脉挛急、受凉造成胃痛都会出现弦脉。另外，寒性收引，受寒（吹空调或吃生冷）经脉筋经紧急，所以脉端直而弦。痛证脉也多由受寒而起，现弦象，使经脉绷急，故脉弦。

摸脉手感上弦脉的宽度约 1mm 粗细。细脉如发丝般细。这是弦脉和细脉的不同。

弦脉的心理含义：紧张、压抑。

九、软脉

软脉是一种柔软无力之象。摸脉时手指下的感觉是柔软空虚，按之如棉。软脉是气血不足的一种表现，是虚脉的一种。

软脉都是虚脉，如软弱、软平、软滑，代表的阳气和阴血两方面都不是太充盈。软脉代表湿象，往往这样的人体质虚胖，阴阳气血均不足。

如果关部出现软脉，多有寸都无脉或变脉。

软脉的心理含义：不操心，不计较，体力较差，人懒动懒言。

十、弱脉

弱脉是因脉气很虚，造成气血流动的力度很轻微，手感上比较弱，是阴脉的一种。

比如软弱脉，又软又弱。软是手感柔软如棉，弱是力度很弱。软弱脉比软脉更弱。

又比如微弱脉，在手感上能摸到，但是力度很轻、微小。微弱脉比软弱脉更弱。

弱和微是程度不一样，微比弱更无力。

十一、平脉

平脉比软脉更亏虚，基本上摸脉时，手指腹摸到对方关脉已经贴骨，而不需要按到贴骨，即取脉的脉位已经贴骨。平脉是虚脉的一种。

平脉是一种干瘪之象，代表某个部位气血均严重不足，是一种虚脉。

中医摸脉讲浮、中、沉，这是指摸脉者探寻脉时用的力度大小。浮取，就是摸脉人的手指轻轻搭到寸口脉上就能摸到。中取，就是摸脉人的手指按下的力度稍比浮取加大。沉取，就是在中取的基础上再加大力度。沉若至骨，成为伏脉，是一种极沉的脉。

浮中沉，一个是摸脉者探寻脉时用的力度，也是对方脉位的三个深浅程度。

平脉是脉气很弱，血很亏虚，气血无法将手腕寸口的肌肤鼓起来。

就像吹气球，气球被吹大，需要吹很多气才能鼓起来，气一放，气球就瘪了。

平脉是一种虚瘪脉，虚弱之象，气、血、精、神都很亏虚，是一种做事情心有余而力不足的脉。

十二、浊脉

浊脉是一种浑浊之象。正常情况下气血的畅通运行时不会产生浊脉。浊脉是阳脉的一种。

现代人脉浊，多因饮食厚腻：高蛋白、高脂肪；活动减少：不爱运动；思虑过多：思虑气结。所以，浊脉在现代社会中往往是高血脂、血液黏稠的表现。浊脉与硬脉兼见，表示原发性心血管疾病。中医认为，气行则血行，阳气推动血液运行。浊脉是因脉中血液黏滞不洁净，阳气在推动其运行时受阻所致。脂肪沉着于脉管壁，轻者出现浊紧脉，重者出现浊弦脉。血液相对干净的，血管壁比较柔软；血液不干净的，血管壁黏滞变厚，比较硬浊，弹性变弱而致血管壁变硬。

浊脉是脉管内血液的浑浊，搭脉时指下有一种黏着感、不光滑感，可以有力也可以无力，可以弦也可以不弦，是血液不洁净所致，可以单独出现，也可与其他脉相兼。

浊脉是气血较长一段时间运行力度不够快速，加上体质上同一时期血量亏虚、痰湿等病理产物加重造成的一种脉气浑浊。

浊脉是血液黏稠的一种脉象。因此，浊脉提示了三重含义：

1.身体血量的亏虚——血虚。

2.气血运行缓慢——阳虚。

3.痰湿等病理产物较重。

因此，摸脉能够摸出血脂高、胆固醇高。中医既然知道了这种疾病产生的原因，那治疗是没有问题的。因此，血脂、胆固醇可以用汤药调理加以改善，甚至可以治愈。

十三、数脉

这个"数"字念"烁"的音，就是摸脉者的手感下脉气的流动给人一种跳得快的感觉。数脉程度上比滑脉还要快，有一种急躁的感觉，与疾脉有相似的感觉。是阳脉的一种。

数脉也是一种兼脉，属于阳脉。常与滑脉相兼，如脉滑数、脉浮滑数、脉滑数大等。

数脉可以是紧张、激动造成的，这不是病脉，而是变脉。变脉的详情参照前面"变脉"内容。

数脉可以是病脉，有以下几种含义：

1.发热。体温偏高导致气血流动加速而导致脉数。

2.较长一段时间熬夜。熬夜先伤血后伤精，长期熬夜导致肝肾亏虚，虚火上冲。

3.遗精。遗精是身体元气漏泄而不能固摄所致，是一种精元亏虚造成的虚火上冲。长期遗精的人造成体质非常虚弱，表现出一种虚数的脉，与滑数不一样。

4.失血。有的女性月经淋漓不尽，与上面遗精相似，也是一种身体精华不能固摄导致的漏耗，是一种虚象。气血非常虚弱的人、崩漏或者长期崩漏的人也会有一种虚数的脉，与滑数不一样。

5.房事次日摸脉也会有这种脉象，但不是所有人。

十四、豆脉

豆脉是我从动脉里摘出来的，动脉是"滑动如豆"。豆脉是阳脉的一种。

我觉得豆脉是一种形象的描述，十分简洁。

我在看诊过程中时常会摸到豆脉：像颗豆子一样。豆子是圆圆鼓鼓的，豆脉亦是如此。

豆脉是一种能量的郁积，而且时间已久，不久不能形成豆脉。有的人，我在摸脉的过程中让她哭出来，宣泄之后再摸脉，这种郁积之象就明显变松软。

豆脉集合了几种脉象：郁脉；滑脉。

豆脉的心理含义：压抑、满闷不舒，不喜欢吐露心声，不喜欢找人倾诉，自己给自己压力太大。外表冷静，内心思虑过多。

十五、涩脉

我描述的涩脉与传统脉法的涩脉手感不一样。

传统涩脉是"细而迟，往来难且散，或一止复来"，"涩与滑相反，脉来艰涩，如轻刀刮竹，滞涩不滑利"。

因此，传统涩脉是一种虚脉，气血不流利，而且有病理产物痰湿等阻滞脉气导致脉象滞涩不流利，也可以体现出"不齐脉"的一止复来的特征。

而我摸到的涩脉，更是身体里的囊肿或有形之物带来的脉气涩滞的表现。

出现涩脉，提示身体里有实质的增生之物，如囊肿、肌瘤、肿瘤、瘀血等。

十六、不齐脉

这个主要是心律失常的脉，脉位置在左寸部。

医者在摸脉过程中发现不少人的脉跳几下停一下，或者跳动很多下然后停一下，间隔的时间可以长短不一，停跳的时间也可以长短不一。在摸脉的时候可以记录一下。

这个需要医者摸脉时间稍作停留，一旦摸到不齐的脉，可以再次确认一下是跳多少下停跳几下。停跳越多，自然心阳不足更重，痰浊这样的病理产物更重。

无脉比不齐脉的身体状况更差。因为无脉是摸不到脉，既然摸不到脉，就不可能摸到不齐。

十七、短脉

短脉是指摸脉时寸、关、尺三部只能摸到关脉明显，寸和尺都比较弱，这样称为短脉。因此，在记录脉象时，如小短软滑就是说双关脉软滑，寸尺无脉或者微弱。

十八、凹陷脉

凹陷脉是通过肉眼能看到的，不是手摸到的脉象。寸部或尺部的皮肤较之周围凹陷下去，甚至是一大片凹陷，是一种气不足之象，可发生在寸、关、尺任何一部或两部。

好比吹气球，吹的气越多，气球越是鼓胀，气一放掉，气球就马上瘪下去了。因此，凹陷脉是大气亏虚，甚至伤精伤血的表现。

通过用药调理，身体好转后，这个部位的皮肤可以鼓起来，甚至恢复正常。

十九、结脉

结脉如有绳结，就好比一根绳子上打了一个结，用手摸整根绳子都很光滑，摸到打结处即阻碍难向前，因此是一种不滑利的脉象，常出现在左寸部，是心脏心室传导阻滞、血流受阻之象。临床上遇到的时候相对少一些，但是绝对是有的。

二十、兼脉

两种或两种以上的脉同时存在，称为兼脉。

寸部的兼脉不会太复杂，一般是两三种，如软弱或者软弱滑、滑数。

关部的兼脉少则三种，多则五种，脉兼夹在一起。

比如满郁脉，这是兼脉，也就是满脉和郁脉兼而有之，同时存在，说明气机的郁滞、瘀堵。

比如软满郁滑透弦，其中"软满"说明气血偏亏，但是"滑"就说明脉中有生机，比平软脉的气血亏虚要强一些。"透弦"说明经络或者胃腑中寒湿，或者最近吃过冰东西。

比如小短脉，这肯定是不及脉，心肺气虚，肾气亏虚，仅剩下中焦的脉气。

尺部的脉可以简单到一个字"弱"，也可以复杂到"沉坠滑大略数"这种复杂的兼脉。每个字都有其代表的含义，兼脉的诊断意义把几个单个脉象集合起来就可以了。

二十一、脉气中的其他异常脉气团

硬点、囊点等都是异样的脉气投影。本来脉气是柔和的，寸口脉反映的是人体的宗气，汇聚在寸口。因此气是柔和的，脉也应该是柔和的。

柔和的脉是健康的脉。不健康的脉除了出现上面各种脉象语言以外，还可以有其他疾病的表现形式。

"内有其物，外必有其形"。寸口脉既然是身体宗气所汇，是身体的全息，能在小小方寸感知到身体所有的疾患，那么身体里增生的结节、结石、钙化灶等也能够在脉象上显现。

结节、结石、钙化灶都是质地比较硬的实物，因此在脉上能够摸到一个比较硬的小点。这就是它们在寸口脉上的投射。但是部位不同，代表的意义不一样。比如肺结节在右寸桡侧最外，甲状腺结节在中间。

囊肿、息肉、血管瘤等是质地比较柔软的实物，因此在脉上能摸到一个小小的柔软的脉气团。也因为部位不同，代表着囊肿和息肉所在的脏腑不同。比如摸到左关中间一个小的、柔软的囊点，那就是肝囊肿，在关下摸到则是肠息肉。

　　关于异常脉气团，我讲一个小故事。2017年年底，有一家人找我调理得挺好，就带了他们22岁的儿子来找我看诊。我当时摸脉在左关下摸到一个比较大而不规则的脉气团，这个不规则就是不是圆的，也不是方的，圆的旁边又有个凸起。因为小伙子很年轻，刚毕业，人看起来清爽帅气，似乎没有什么大的问题。为了安全起见，我摸脉说完其他症状后，又问小伙子腹部有没有什么不舒服。他说没有。我就嘱咐一旁的父母，我说带孩子去查一下腹部B超，看看有什么问题。

　　过了几天他来复诊，我顺口问了一遍是否做了腹部B超。由于父母并没有重视，觉得应该没什么问题，因此没去做检查。我又很认真地说了一遍，我说摸到孩子腹部有个东西，但我不知道是什么，一定要带孩子去医院查一下。

　　后来检查结果出来了，腹腔长了一个直径10厘米左右的肿物。家里人特别惊讶和担忧，但因为小伙子的姨夫很信任我，第一时间把结果转告给我。为了弄清肿物的性质还要进一步检查。但是手术是医院的首选，要进行剥离，又担心肿瘤太大，粘连的器官比较多，剥离不干净。医院医生同意吃一段时间汤药，如果能够让肿瘤小些或者有效控制肿瘤的生长，可以提高手术完整切除肿瘤的成功率和减轻手术难度。

　　中医和西医并不是对立的。中医和西医各有优势，中医在于治本，整体调节人体脏腑气血，西医擅长急救和急症。这么大的肿瘤完全吃汤药消掉需要一段时间，也不能保证完全消掉。但是如果期间肿瘤持续生长并与脏腑器官摩擦，则可能引起大出血，危及生命，因此选择手术是很有必要的。许多时候患者没有太多时间等待，在生和死之间就是一个赛跑，可以先手术解除最大风险之后，再经由中医调理，改变这种肿瘤生长的体内环境，这种治疗才是合理的最佳方案。

这个小伙子手术定下来之前一直喝汤药，到确认了肿瘤性质后，手术成功剥除了肿瘤。他姨夫告诉我手术很成功。但遗憾的是这个小伙子术后没有来进行中医调理。

经过这件事情之后，所有我摸到脉象上有异常脉气团的人，我都让其去医院检查。这样如果有问题可以及时发现。

第11章

由象知理法方药

中医讲究"理、法、方、药"，这四个字看起来不起眼，但它是中医辨证论治的精髓。

这是中医在临床中对患者诊断和治疗全过程的四个基本内容。理，是指辨证得出的诊断病机，即疾病产生的病理机制；法，是指根据病机做出相应的治疗法则；方，是指处方思路；药，是指用药组合。即明确病因病机，确定预防措施或治则治法，然后组方遣药。

比如对于阳虚湿重这一类痛风发作的病理机制，即"理"，中医认为是阳气不能运化水湿，导致湿郁于关节，郁久化热产生关节红肿热痛，嘌呤食物是诱发因素。"法"即治法，法随理出，因此治法就是温阳行气利水祛湿。"方"即处方，处方是第三步，根据这个治法选择相应方剂化裁，如桂枝汤合五苓散、真武汤合五苓散之类。理法方药是一环扣一环。

第1节　从脉势知理法方药

1. 左寸无脉或变脉，左关郁脉＋肺脉滑

理：肝木郁滞升发不利，导致肺胃上逆。法：疏肝解郁佐降肺气。方：柴胡桂枝汤做底方化裁。药：增强疏肝力度可加香附、川芎、木香等。

2. 双手气机上逆或气机上重下轻

理：阴不涵阳造成虚阳上越。法：引火归元引气下行交通心肾。方：六

味地黄丸化裁。药：降气化痰之药如全瓜蒌、炒莱菔子；或加龙骨、牡蛎或生磁石固摄肾水以安龙火。

3. 双手气机上轻下重

理：湿遏清阳。法：升阳提陷或升清降浊。方：补中益气汤化裁。药：增加升清力度则加葛根、桂枝；增加降浊力度则加茯苓、砂仁、泽泻、肉桂。

4. 左右关脉均郁或满郁

理：肝郁乘土或土湿木郁。法：疏通中焦。方：逍遥散或者四逆散合桂枝汤化裁。药：增加升提之性则加生黄芪、炒白术；舌苔厚腻，则健脾燥湿，加苍术、厚朴。

5. 双关郁或满或弦 + 关下郁滞、尺部沉坠滑

理：阳虚造成火不暖土，中焦胃肠运化无力，下焦水湿无法气化。法：温阳以暖土。方：保和丸化裁 + 制黑附片或肉桂。

6. 双寸无脉，不管关尺如何

理：心肺阳虚，气血运行无力，造成清阳之府被痰浊蒙蔽。法：温阳涤痰。方：桂枝薤白半夏汤化裁。

第 2 节 从各部虚实知用药

下面部分的文字内容非常重要，需要好好理解、消化。

前一节是从脉势上辨别理法方药。既然是直观脉法，可以更直观地化繁为简，简化到只看各部虚实，按照各部脉的虚实用药，不及为虚则补，太过为实则泻。

"理"就更为简单，只分虚和实，即太过和不及。大道至简，观天地以应于人就是化繁为简。我们去除这种虚无的东西，临床上看诊越简单越好，但是复杂的道理和病机我们也是需要明白的。

既然功夫的最高境界是没有一招一式，那么用药的最高境界就是没有一方一药。

方药最早出现的成书是东汉张仲景的《伤寒论》，从序言中可以看出张仲景族人数百死于伤寒，因而他为了指导当世大夫用药而著书，规范了方、药及在何种情况下使用何方何药。这是方药从无到有的过程。

1. 左寸心脉无脉、变脉、弱脉或伏弱脉

这些都是不及脉，用补。何为补？最大的补，是顺应其性。左寸脉不及，左关肝脉可以是太过脉，比如郁滑（前面讲解了郁脉均是太过脉），左关也可以是不及脉，比如软弱、软平。无论是哪种，都是肝木不能生心火，对应这种左寸用药是桂枝、柴胡、柴葛或生黄芪。有变脉可以用养阴的药如生白芍、乌梅，如果是无脉、弱脉、微脉则不可以用阴药。

2. 左寸心脉带滑脉，如沉滑、沉弱滑、滑大等，且力度大于左关

这种是太过脉，因此用泻法。虚则补其母，实则泻其子。五脏六腑都有体用关系，简单地说，脏腑都是阴阳互相和合。心属于火，火的燃烧需要灯芯还需要灯油，两者缺一不可，这个灯芯和灯油就是心的体和用。因此对于这种左寸脉，用药如下：桂枝（这是灯芯）和生白芍、熟地、山茱萸、制首乌、当归等（这些都是灯油）。如果虚火亢盛，双内脉也滑而有力，可以用重坠的药如生牡蛎、磁石等。

3. 右寸肺脉无脉、变脉或弱脉、伏脉

这些都是不及脉，用补，顺应其性。肺气的性是宣发和肃降。如果没有宣发何谈肃降？因此，补肺先用辛苦味的药，辛能宣散，振奋肺气，苦能肃降，完成金生水的过程。薤白、桔梗，都是辛苦味道，性温，宣肺的力度大于肃降的力度。

4.右寸肺脉沉滑或滑而有力，且力度大于右关

这种是太过脉，肺气郁热。气升到极致而不能下降。要打开肺在最外的表象即皮毛，对肺窍进行散热，也就是"提壶揭盖法"。通过开提上焦，宣发上焦肺气，调畅全身气机，开上焦而通中下二焦郁滞。因此，宣肺，就有利于上焦的气，降于中焦胃肠，再降于肾。

提壶揭盖，必用麻黄，而且是生麻黄。麻黄作用于肺窍的门户，即毛孔。宣肺，实际上是宣发的毛孔。

降气的药就比较多了，如杏仁、瓜蒌、莱菔子、半夏等。为什么中医里"降气"后面都带一个"化痰"？降气化痰，是因为肺为水之上源，水的运行和气化出现故障，就容易停积化痰，所以才有"肺为储痰之器"的说法。

5.左关带郁，如郁滑、满郁滑、弦郁、软郁等

左关肝脉，胆寄于肝中。肝的本性是：喜条达恶抑郁。因此，肝气疏泄不及，就容易郁滞。所以，带"郁"的脉，都是肝气疏泄不及，是太过脉。治疗的办法就是把这一团郁滞打开，向上用升散、升提、疏解之法，如柴胡、川芎、防风、羌活、黄芪等；向下用降气、导气、通便之法，如白芥子、杏仁、莱菔子、大黄、枳实等。

6.左关带平脉的脉象，如平软、平弱、平弱滑等

肝这个脏器，在中医里是藏血的器官，因此全身血液的充盈度会在肝脉上体现出来。左关带平脉的脉象，恰是肝血亏虚比较厉害的表现，是不足脉，虚证，表现为女子月经量少，男子脂肪肝。

治疗方法是"柔肝养血"。之所以称为"柔肝"，是因为肝缺血会变得性格焦躁，像个刺猬，到处是刺，因此养血即可以使肝气变得柔和，故而称为"柔肝"之法。

柔肝的药物有乌梅、白芍、生熟地、山茱萸、当归等。

7.右关带弦的脉象，如弦郁、弦紧、弦滑、软滑透弦等

带弦的脉，都是一种紧张感、一种寒象。

右关是胃脉，胃的作用是受纳食物，就是说我们吃进去的食物先装在胃里，进行初步研磨。但很多人吃东西，胃会痛、会胀、会顶、会发硬、会反酸、烧心等，都是胃这个容器出了问题。

胃这个脏腑的本性是喜欢润滑讨厌干燥。润滑就像炒菜锅里要放食用油一样的作用，这是胃酸的本性。如果不放，菜不容易炒熟而且还容易炒糊。但是胃也不喜欢湿乎乎或者胃里一汪水，这样胃容易反酸、烧心、胀满。

弦在右关脉有两层含义。一是临时出现的右关弦脉，就是吃了冰东西。比如患者来找我看诊，一摸脉碰到这种情况，就直接问他是否吃了冰激凌。一问一个准。因为他上次来的时候右关脉不带弦。二是长期是弦脉，就是这个人从小精神压力很大、害怕，因此心理绷得很紧，长大了习惯成了自然，是肝克脾之象。

右关弦脉，需要用热药化解，如干姜、吴茱萸这种气味浓烈和性热之品。

8.右关带满的脉象，如满滑大、硬满郁滑、满软滑

满脉是郁脉的一种。满脉是手下的脉气比较圆而饱满的一种脉象，提示患者有食物的郁积和气的郁积两个方面的问题。

食物的郁积：胃是受盛食物的器官，因此满脉的人受盛功能和初步消化功能不是很好，这个不好的原因是下段肠道的蠕动和排泄功能较差造成的。这种脉象容易积食，有一部分人到饭点了但没有饥饿感。

气的郁积：这种脉象的人，内心的怨怼和委屈感比较强。属于好人好心最后不落好的那种。对别人好，但是还得到别人埋怨，因此心里感觉很委屈。

9.左尺带坠，如沉坠滑、沉弱坠滑、沉坠滑郁、沉坠滑大等

左、右尺脉都是肾。但是，肾是一个水中真火寄存的脏，左尺为肾阴，

主导人体一身的凉润、滋养之气。这种肾阴可以比喻成大地土壤中湿润的养分，树根从大地吸收养分，才能满足整棵树的生长需求，因此肾阴对人体的重要性也是如此。

肾是水脏，它的本性不喜欢潮湿，不喜欢过多的水分。水分太多肾代谢不掉就会产生危害，如肾炎、腿肿、脚趾足关节红肿痛等。

水湿可以存在于身体的任何部位，如肌肉、关节、脏腑、腹腔、胸腔等。按照"湿性趋下"的原理，太多的水湿最后都会体现在肾脉上，表现为"坠"脉。这个脉象提示身体水湿过重，尤其是下半身。

因此，要用淡渗利湿的中药，如泽泻、猪苓、薏米仁等。还要考虑一个重要因素，左手脉气在升降机制里主导的是全身之气的上升运动，因此左尺脉下坠提示气机上升力度不够，因此要与左寸脉的用药同时使用，如黄芪、桂枝、柴胡等。

10. 右尺带坠的脉象，如沉坠滑、沉弱坠滑、沉坠滑郁、沉坠滑大等

与左尺的肾阴不同的是，右尺主导的是肾阳，即人体一身阳气的主导。阳气足，则身体健康，寿命长。

前面我用大地土壤中湿润的养分做比肾阴，而这里的肾阳比喻成什么呢？那就是天上的太阳。一棵树离不开土壤中湿润的营养成分，也离不开阳光的照射。

肾阳温暖全身血液，保证血液匀速流淌，保证水液的正常气化，保证全身骨骼的强韧、肌肉的丰健等。因此，右尺脉下坠的用药，与左尺有差别。淡渗利湿的泽泻、茯苓、猪苓、薏米仁等都可以用，但还要使用温阳化气的药物，如肉桂、附子、巴戟天、补骨脂、益智仁之类。

11. 关下脉带郁的脉象

"关下"是什么部位？即关脉和尺脉之间的部位（图11-2-1），属于肠道。

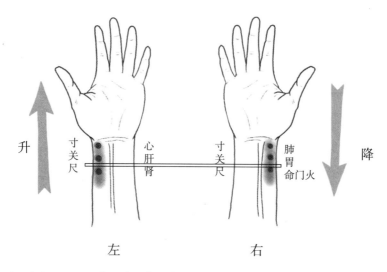

图 11-2-1　关下脉。在左右关尺之间，更准确地说是在关下面

　　这个脉象郁滞，提示肠道的瘀堵。大部分人都有曾经的便秘史、小时候的胃肠不好。一部分人摸脉当下也是排便不畅，2～3天一次或者更久，一部分人排便排不干净。

　　肠道的性格特点：喜欢畅通，不喜欢堵塞和郁滞。因此，中医说六腑的喜好是"泄而不藏"。六腑以通为用，它们都是通泄利导的器官。肠道的排泄不及时，不仅肠道产生毒素，产生息肉，而且会给其他脏腑带来损害，如肺、胃、肝。要知道人体最大的排毒系统就是肠道，每天及时把人体饮食代谢的垃圾及身体的痰湿瘀堵通过大便排掉。

　　好多人摸脉都可以摸到这个部位有息肉。有的人比较重视，当我告诉他肠道有息肉之后就会去做一个肠镜，查出来有息肉，会给我发给微信表示感谢，并且告知息肉做肠镜时就顺带切除了。

第 12 章

中医药象学

很多人觉得学习中医要背诵许多汤头和中药，很是麻烦。那么多味药，那么多首方子，如何记得住？其实中药植物、动物和矿石，是很灵动、有趣的，它们的功效和作用有更好的方法去理解。学习中医是一件趣味性很强的事情，它是大自然万事万物最灵活的展现，不需要死记硬背，而是用心、用眼睛去观察它、了解它、发现它。

中医的五脏、五色、五味及其脏腑功能等，不是凭空臆断出来的，而是通过人与天地、与自然界生命植物的同象性、生克规律取象类比，然后应象而得。

中医有个词儿叫"取象比类"，就是把两个同类事物进行类比，从已知的一类事物的形态、功效和作用去推断不熟悉的另一类事物的属性、功效、作用。简单地说就是同类事物的举一反三。

什么是药象？药象是中医中药的重要思维，药象思维是正统的本草思维。不需要死记硬背《中药学》中各种中药的功效。药象是通过动物、植物、矿石的生活环境、体态形象、质地、部位、颜色、气味等一切外形进行同类分析，结合阴阳五行全方位认识中药。

药象思维就是不要把药看成死物，而要看成"活的"。一叶一世界、见微知著，从细小的一个方面参透药物在自然环境中和人体环境中的作用。每一味中药植物都是有生命的，而且通过一片叶子、一朵花、一段茎，都反射出了它生长的世界。

一、动、植物的生命特性与生长环境

植物的生命特性与它生长的环境息息相关，比如最常见的小麦和大米，麦子长在旱地，水稻长在水地。如果把麦子种在水地，肯定不能存活，反之亦然。但是麦子长在旱地这一生理习性，说明它可以把仅有的水分收固在体内，以维持它的生命生长。因此，小麦做成的面食湿气偏重，不适合体内痰湿壅盛之人。相反，大米却有很好的利湿功效，但性略凉。《金匮要略》中甘麦大枣汤，其中用的浮小麦，其实简单地看就是一个补充阴液的方剂，故而能治疗妇人脏燥。

土鳖虫是一味破血逐瘀、去除癥瘕痞块的中药。土鳖虫生活的环境是阴暗、潮湿、腐败、松软的泥土中，畏惧强光，白天潜伏，晚上外出活动。因此，此虫的生活习性是喜"阴"。而对于人体，最大的"阴"就是血液，所以土鳖虫入血分，善破血是它夜晚活动的属性决定的，而不单单是活血。

再看地龙，也就是蚯蚓，我们都知道蚯蚓在泥土里钻行，对疏松土壤起很大的作用。能在土壤中生活的，本性偏凉，因而能清热。蚯蚓是一种软体动物，能在松软的泥土中游走，具备很强的穿破功能，因此能疏通经络，祛风定惊。

二、药物形态造就不同药物功效

比如浮萍，生长在水里，以水为居，因此其性偏凉；因其漂浮于水面，居于浅表部位，取象可用于人体皮肤浅表，因而可以治疗皮肤病；又以其形状为小圆形，因此对皮肤上团状的疹子、风团都有特效。

再如蝉蜕，是夏季昆虫"知了"脱掉的一层薄壳。古有词汇"薄如蝉翼"，蝉翼就是知了的翅膀。这层壳特别薄、轻。中医认为薄、轻就能走表、祛风，而且蝉蜕是知了脱掉的一层皮，因而能治疗皮肤病（蛇蜕也能治疗皮肤病），具有祛风、透疹的作用。蝉蜕的当令季节是夏季，因为能疏散风热。

三、不同生长周期产生寒热温凉

草药不同的四季生长周期造成了它们不同的寒、热、温、凉的特性。

比如夏枯草，因一到夏天就枯萎了而得名。它的生长周期很特别：冬天生长，夏天枯萎得水气而生，得火气而灭。因为没有吸收到夏季的火性，相对而言，其性偏凉。又因其质地轻清，可以用来清热透散；宋元名医朱震亨（朱丹溪）谓之："此草夏至后即枯，盖禀纯阳之气，得阴气则枯，故有是名。"因此，夏枯草性寒，味苦辛，有清肝明目、消肿散结等功效。

比如雪莲，生长在海拔高温度低的高寒之地，零度发芽，用其一生的能量只为了短暂的绽放，能与严寒抗衡是因为其体内能量强大，因而雪莲是大热之品。

比如江油的附子，它生活在温度高、湿度大的江油，而且对湿的要求高。采摘的时节也是经过夏至最炎热后的大暑前后。生活环境与季节的高湿高热，造就了它回阳救逆、补火助阳、散寒祛湿的药物本性。

四、不同用药部位产生药性升降

不同用药部位的药性也会有所不同。如柴胡，使用的是根部，大家都知道柴胡性升，在补中益气汤里用柴胡升提之性，小柴胡汤中用柴胡提出郁热。柴胡的升发之力强，是因其根系吸收土壤营养水分供枝干花叶生长，因而植物根部具有强大能量来源，为生长和升长的根本，中医认为是"根升"作用，即根类的植物有升发、升提、升阳的作用。

而树梢是植物的巅顶，它本身的生长达到了极限，升极必降是大自然的中医原理，因此树枝树梢有降逆的作用。比如桂枝，它除了辛温有温通的作用外，还有降逆作用。《伤寒论》用桂枝来治疗"气上冲"、"奔豚"。

质地轻清的都有上浮作用，花、叶、草都属于这一类，因此花、叶具有透表、祛风、疏散风热的作用，如菊花、金银花、桑叶、荷叶、薄荷等。因为花、叶长在植物巅顶，它们又有沉降的作用，其作用是先升后降。所以才有旋覆花"诸花皆升，唯旋覆独降"之说。

根：有的根细，有的根粗大，其意不同。细根：根升梢降体现得更为明显，如柴胡药用部位属于根系，性升散。粗根：一部分植物的块茎有很强大的蓄水功能，而且块茎粗大饱满，取象比类相似于膀胱，其作用亦如此，储存津液，代谢水液，如葛根、泽泻等。

茎：植物的茎像一根管道，沟通根系和花、叶。不管茎是空心还是实心，茎都有很好的交通阴阳、通利三焦的作用。

花、叶：花、叶质地轻清，上浮之象。但落叶归根，万物归土，因而，诸花叶皆先升后降。

果：诸子皆降。薏米仁、莱菔子、苏子、杏仁、枳壳等都是种子，其性下降。

五、不同采摘时节造就了不同五行

俗话说"当季是药，过季是草"，药材必须适时采收。因而采收的季节决定了药用植物在四气和五行中的偏性。

采收时节存在着春、夏、秋、冬的差异，很多草木植物采收的季节或在春，或在夏，或在秋，这样它们并未经历一个完整的春、夏、秋、冬四气的循环，因而其性得一气之偏，这一偏性就决定了植物入药时寒热温凉的偏性、升降沉浮的差异，而治病正好是利用这一点纠正人体疾病之气的盛衰。

孙思邈的《千金翼方》对两百多味中药注明了采收的时节。比如霜桑叶，所有在秋季凋落的树叶都秉承了秋天的金性——凉肃、下降，入肺之性，因此桑叶具降肺气之功。又因桑叶质地轻清，因而能散风热。为何桑叶以下霜之后采收的为佳呢？这是因为桑叶凌霜之后，这种节气赋予植物的一种金性加强，所以效果更优于普通桑叶。

再如天麻，冬天麻的质量比较好，体坚色亮，采收时间在冬季到第二年清明前。夏天麻质量比较差，中间变空。天麻生长在高山环境，夏季冷凉多湿，所以天麻生活环境造就了它的性偏"凉"（有的书上写的是"性平"），润而不燥。天麻用药部位是块状的根，"根性升发"，因而具有疏肝理气作用。可是天麻为何是平肝而不是疏肝？就是因为冬季地表植物茎叶枯萎，只有根能吸收并封存冬气，这也是它润而不燥的原因。另外，清明前天麻的茎苗还没出土，不会分消根块的养分，因此这时候的天麻不会空心，质地坚硬有一定重量。

六、不同质地产生不同的升降和功效

质地轻清者上浮，质地重坠者下沉。因此，质地轻的花、叶、草都偏向升浮，矿物质的药如生牡、磁石、代赭石等药性都是沉降。

种子类和果实类都是沉降之性，即"诸子皆降"，如王不留行子、菟丝子、覆盆子、莱菔子等。而苍耳虽是种子，但质地轻，色绿，因此它反而是升浮，可以宣透。

草木中空可以祛风、疏通经络、导引虚火。多数植物的茎中间有空心或者很多空隙，比如虎杖的茎中间是空的，一捏就瘪了，它能祛风利湿；鸡血藤的切片可以看到色红，且分布许多小孔，因此它能够补血、活血，通络；

通草去皮取茎髓，是柔软的白色，很疏松，因此可以清热利尿，通气下乳。

七、五色与功效及归经

拿杏仁来说，色白，属金，肺五行也属于金，因此杏仁入肺。入药的杏仁都是苦杏仁，味道尝一尝也是苦的。中医认为苦味都有通降的作用，包括老百姓说的苦味去火，实际去火是苦降和寒泻的作用。

这里杏仁的性不是苦寒的，没有泻的作用，它的性是苦温。温而能升，所以杏仁还有宣散肺气的作用。因此，苦杏仁同时具有苦降和宣肺的一降一升的功能。

杏仁是山杏的种子，种子都是沉降的，沉降皆能生肾气，这就是金生水的过程。苦降都能归于大肠，大肠五行属金，因此苦降皆能利于通便。杏仁捣碎时可以发现其油脂比较厚，因此本身就有润燥的作用，可以润肺和润肠。

以此类推，红色入心入血，如丹参、桂枝、鸡血藤、红花等；黄色入脾，如生黄芪、炒白术、人参等；黑色入肾，如巴戟天、补骨脂等；青色入肝，草药都入肝，尤其是植物的茎。

八、丝瓜藤的药象解读

下面我通过药食同源的一种菜——丝瓜藤，来给大家讲解中医的药象思维。

菜市场夏季有卖丝瓜藤的。丝瓜藤食用取的是新长出来的嫩丝（嫩茎和叶尖），焯水后用葱、姜、蒜拌一下或者放点姜、蒜、花椒炝锅后爆炒，很是脆爽可口。

这个丝瓜藤可以入药，但不常用。《中华人民共和国药典》介绍其性苦微寒，归心、脾、肾经。具有舒筋活血，止咳化痰，解毒杀虫之功效。常用于腰膝酸痛、肢体麻木等证。

我们用药象思维这样来解析丝瓜藤。首先，丝瓜藤是藤类植物，曲曲弯弯，攀附力很强，可以爬墙、电线杆，甚至藤丝儿搭在一根细绳上，也能攀爬生长。丝瓜藤的附着和攀爬性能很强，因此有强筋的作用。人体的筋就是攀附在骨骼上，用来屈伸的。

另外，藤类都属于乙木。木(植物)也分阴阳属性，高大的树木属于"甲木"，矮小蔓爬的属于"乙木"。甲、乙木都色青，所有青色植物包括可食用的蔬菜，中医都归入肝胆。因此，丝瓜藤的作用首先利于肝胆。再看丝瓜藤细长，中空，吃起来明显发现中间空而蓬松，所以细长中空归于胆。很多人认为性微寒，肯定是清胆的，其实并没正确地理解何为"清"。所有中空的植物药材都有疏通的作用，所以丝瓜藤能够疏通胆道，包括胆囊、肝胆管。再看丝瓜藤的生长之旺盛和快速，就知道它的升发和疏散性很强，这个也是利于肝胆的，对于情志不畅、心情低落、抑郁、口苦、胆囊泥沙结石等都是有帮助的。

其次，中医认为"凡十一脏皆取决于胆"(《黄帝内经·素问》)，也就是说十一脏皆赖胆气以为和。为什么胆的作用这么大呢？很多人都知道"子时(夜里11点)胆经运行""子时一阳生"这些中医理论。这在于胆的生发，胆气生发起来，全身气血才能随之而起。也就是说人体脏腑，胆为阳、为动，它最先动起来，一动带动所有脏腑动，因此胆在人体五脏中有先锋作用。打仗的时候，车马未动，粮草先行；兵士未动，将帅先行，所以先锋在哪里都必不可缺，决胜一切。

《黄帝内经》云："肝气虽强，非胆不断。"说的是胆主决断的功能。虽然肝为将军之官，很威严很霸气，但是不管一个人怎么聪慧敏捷，如果他没有行动力，不去做，万事难成。因此，行动力和决断力是胆气的表现，相反嘴巴总是在说，而不行动的人，肯定是胆气不足的，所以才有胆小、胆怯这些词汇的产生，这就是中国文化。中医与道、与中国文化密不可分。

再看，丝瓜藤的丝儿像小爪子一样，把能攀爬依附的东西都抓得很紧，支撑起它庞大的藤蔓。这说明丝瓜藤（其他藤也都是如此）有很强的韧劲和牢固性，能把自己稳妥地固定住。所以它的作用，也是这类藤类植物共有的作用：固气。因此它能治疗肾虚导致的腰痛。

丝瓜藤蔓延分布像人体的血管和经脉，因此它可以疏通血管和经脉。丝瓜藤有很多分枝，每个分枝的地方都是一个"节"，所以拿干的藤煮水泡腿脚，可以治疗风湿关节痛。

用这样的眼光和观察角度来看植物、食物和中医，是不是有趣得多呢？

我们来归纳一下刚才的分析，就可以进一步理解丝瓜藤和这种藤类植物的药用价值：

1. 通于肝胆，尤其利胆，对胆道瘀滞堵塞造成的胆囊炎、胆结石、肝胆管结石等均有疏导作用。

2. 有助于升发胆气，对于肝胆气郁滞，情绪低落、抑郁、无决断力的性格情志均有改善作用。

3. 植物中空能祛风，对于关节疼痛、筋骨疼痛有祛风通络而缓解疼痛的作用。

4. 对于血脉不通也有一定疏通作用，但不是活血化瘀。

5. 简单地说，对胆囊、肠道、输卵管、输精管、血脉等都有疏导作用。

6. 中国位于东方，肝胆之气相对偏盛，容易克乘脾胃，所以整个华夏子孙脾胃相较于西方人来说是偏弱的，也容易造成肝胆病。中国的东部地区更是如此，所以菜肴喜甜，来弥补这一不足。

第13章

用药象思维再认识常用药

中药的作用在《中药学》里归纳为药性和功能。如苦杏仁，味苦甘温，归肺、大肠经。其功效：止咳平喘，润肠通便。

如果只是从书本上定义的几个功能去看待一味中药，比较狭隘。功效之说完全限定了中医人的思维，把一个灵活的东西固化了。实际上中药和中医思维都是非常灵活的，中药课本里的药性只是浩渺中医思维里一个碎片的体现。

用药象思维去认识中药，用一句话概括就是：其大无外，其小无内。这句话的意思是说，中医的药象思维可以扩大到无边无界，也可以概述缩小到方寸。

以此中医思维去观察杏仁，还可以推衍出很多作用和用途。因此，中医药象思维是很灵活的，不是"止咳平喘，润肠通便"八个字能概括的。当然归纳成八个字对于初学中医者是有好处的。

一、乌梅——酸敛佳品

书本上对其功效的描述是：敛肺、涩肠、生津、安蛔。这几个功效就是把乌梅的作用做了概述。同时，这几个功效也是从乌梅性味去拓展的。

所有酸味的药物都有收敛的作用，而肺气需要下降才能生肾水，所以乌梅酸能敛肺。还有什么地方需要收敛呢？久泄久痢需要收敛肠道来止泻，因此乌梅有涩肠的作用。酸的本性就是阴，酸甘化阴，故而能生津。含乌梅的方剂不多，主要的就是乌梅丸，但是乌梅丸是用来安蛔虫的，所以也给乌梅安上一个安蛔的功效。

乌梅的酸涩之性，是乌梅这味药"最小"的描述，从这个"最小"的描述可以向外拓展到乌梅的功效，这种向外拓展，就叫作"其大无外"。就像画圈圈一样，可以绕着一个圈再画一个圈，没有边界。

现在我们再来解读乌梅，扩大它的功效和作用。乌梅是由青梅制成的，青梅木性很强，木性通于肝。但青梅被摘下来后，需要在40℃的温度下炕焙。炕焙就是把青梅放在透气的架子上或者炕上，下面用百草烟熏炕上的梅子，反复熏到青梅变黑，表皮发皱。

乌梅由青色变黑色的过程，就保留了乌梅原有的木性和转变的水性。一个酸味青色是木性，它最后能够变成黑色的，那就是它养肝柔肝，并最后降到肾。

比如有的人火性上炎，很容易造成肝肾亏虚，也容易造成心肾不交。其表现出来的就是脾气大，睡不好觉，容易情绪激动这样的脉，就可以用乌梅收敛亢盛的虚火，柔肝养肝，最后收纳入肾。

当然，还可以再继续画圈圈推演乌梅的功效，扩大到更多。

无论是哪类中药，如草药、动物药、昆虫药、矿石药、贝壳药等，都是天地二气孕化下的产物。包括人也一样，禀天地乾坤二气而生。因此，所有药用的中药都能够用它们的性去弥补人体的不足，这就是中药用来治疗疾病的原理。

乌梅适用于左寸变脉、双内滑脉及左关平脉。

二、桂枝——温通良将

桂枝药性是辛温的，辛温则发散。可是为什么《伤寒论》里还用桂枝来止逆呢？这里的"逆"是指气上冲心。就是因为桂枝用的是小树梢而不是根。

"根升梢降"是中医里一个很重要的药性原理，树梢树枝类的草药都能降气。桂枝梢能下降止逆运用的是升极降已的原理。因此，桂枝有降逆止呕的作用。

《伤寒论》里讲桂枝可以"解肌"，这个词并不陌生。解肌是怎样一个原理呢？我们先看一下桂枝的性味，它性温，味辛，皮棕红色、肉淡黄色。

中药的颜色与五脏关系非常大。气味与升降关系密切。

桂枝皮是棕红色的，红色属火，火在五脏属心，所以它入心，入血分，温阳。阳气是一种热能量，所以温阳的这个过程实际上就是阳气在营血中蒸腾，使津液从营血中蒸腾出来形成汗液排出皮毛，蒸腾的汗液从皮毛排出的时候同时将邪气从中带出，这整个过程称为解肌。

桂枝作用的是在皮下肌肉层，在解肌的过程中能带出风邪。因血行脉中，所以桂枝能"祛除经络以外的风邪"。

桂枝皮红肉黄，因而从色看，桂枝入心脾。桂枝一般入药是用比较细的桂枝梢，看看其形像不像血管？桂枝性温，推动血脉运行，因此桂枝入心的效果能明显振奋心阳。但是桂枝是树枝，树枝都具备肝胆的木性，因此桂枝实际上也是木生火，从肝木化生心火。

从桂枝的色、形和质去看，桂枝不能直接入肺，它不具备像杏仁一样入肺的特性。桂枝入心，性温，能够化气行水。而肺、心同居上焦，肺主气，代谢水液，这些功能的实现，都需要心的化气行水来配合才能实现。

《本草纲目》对桂枝是这样定义的："桂枝能透达营卫"。它的解肌去风也是通过阳气在营分蒸腾，从卫分透发的过程。桂枝汤是辛甘法，"脾主营，肺主卫，甘走脾，辛走肺"，因而桂枝涉及脾、营。

因此《中药学》将桂枝功效定为：发汗解表，温通经脉，通阳化气。这是一个很好的归纳总结，但实际上，桂枝作用远不止这十二个字。

桂枝适用于左手寸部无脉、弱脉。

三、麻黄——宣肺上品

麻黄的外形：特别细嫩，而且有很多"节"，看起来像毛发。

其梗细，色青黄，中心红赤，俗称"玫瑰心"。

麻黄苦温，发散，出汗开气。汗出于营血，就是说汗是从血里出来的。麻黄作用于人体最表层的毛窍，宣肺出汗的过程就是血液蒸腾气化，然后通过毛窍宣外，蒸腾水液外出的表现。这与麻黄的形、色有关，即外形如毛、中间红色的玫瑰心，入营血，但是力量较弱。

血少者无汗。血少的人在《伤寒论》中禁止发汗，就是汗出于营血的道理。大汗伤血，也是这个道理。

与桂枝同时使用，桂枝入心、脾，可以作用于皮下肌肉层，所以桂枝与麻黄的配伍才是开发腠理的发汗之品，同时使用互相加强了宣透的作用。

同时桂枝还有一个作用，它能够利关节，温通经脉。有时候孙师直接用麻黄汤治疗肢体关节疼痛，我们称之为麻桂法，指的是方剂中带麻黄、桂枝的，包括麻黄汤、大青龙汤。桂枝能利关节、温通经脉、调和腠理。调和腠理就因为它入了营分。

麻黄生用，宣发的力量强，如果量少，只是轻轻宣散，而且只作用在皮毛。我经常少量使用生麻黄宣发透散肺中郁热，郁热散之。麻黄炙过后，力量大大减弱。

大家都知道麻黄是发汗，一提麻黄，就害怕发汗伤阴或者大汗亡阳。实际上我从孙老师处学到的对麻黄的理解是"麻黄不得桂枝不热"，麻黄并非是发汗的药，而是开毛窍的药。麻黄汤里有桂枝，是因为麻黄和桂枝同用才能发汗。

麻黄中间是空的，"草木中空能祛风"，因而麻黄也是祛风的。再看麻黄的一节节的形态，与人的汗毛相似，所以麻黄能开腠理，也就是开毛窍。

麻黄的味很淡，气味均薄。中医有四气五味，寒热温凉，与中药的升降沉浮关系非常大。麻黄非常轻，"轻清者虚浮而上升"，加上麻黄中空像汗毛孔，所以麻黄能作用在人体的最表层——皮毛。其他的药也有走皮毛的，但是不能到达毛窍。

麻黄适用于右手寸部带滑的脉或者右内滑脉。

四、杏仁——降气妙药

入中药的苦杏仁，取的是杏仁的苦性。

苦者降也，因此杏仁最大的作用是降气化痰，善降肺气。为什么善降肺气？既然提到"降"肯定是从高处往低处叫降。肺居人体上焦，是一个居上、偏顶端的位置，就像一个容器的盖子，因此它有华盖之称。另外，杏仁色白，秉承金性，入肺，故而善降肺气。另外，诸子皆降的中医理论告诉我们，杏仁属于种子，加强了它通降的功效，降肺气入肾。

杏仁味苦，但是有一股淡淡的芳香，捣碎后油脂比较多，在药房抓药的时候能看到包杏仁的纸很容易浸上油渍。这股芳香的味道能够开窍，肺也是一个大窍，因此杏仁能够宣肺，但是宣肺的力度比起降肺的力度要轻得多。

肺与大肠相表里的关系告诉我们，降肺气的中药都有润肠通便的作用，就在于此。另外，杏仁的油脂也加强了润燥通便的作用，因此杏仁可以同时作用于肺和肠道。

杏仁适用于右手寸部沉滑脉或者右内滑脉。

五、芍药——柔缓第一

芍药分为赤芍和白芍。有时候我两者同用。

白芍用药部位是植物的根部，是比较肥大的根块。根据中医"根升梢降"的原理，白芍也是有升发作用的。

草本植物的木性都比较强，木通于肝，因此草本药物多数都会作用于肝。对于白芍本身来说就有疏肝作用。白芍的颜色是白色，带有金性的肃降之气和凉性，药性偏凉。其性酸，酸都能入肝，养肝阴，泻肝气，它的金性加强了泻肝气的作用。但是白芍是比较淡的酸，比起五味子、山茱萸、乌梅等酸味弱很多。

赤芍和白芍一样，入药部位都是植物的根部，因此它的肝木性与白芍一样。但赤芍的颜色偏红，因此入血、入营、入心。赤芍没有酸性，而是味苦，苦味药有清热的作用，因此它清热凉血；苦味有通降的作用，能轻泻心火。

再看一下赤芍药材的切片，不像白芍很实心的一块，而是有一些疏松的纹理和孔隙，因此增加了赤芍的疏通功效，其活血化瘀的作用就是这样来的。正常温性的药会活血，而赤芍是凉性的。

芍药适用于右手寸部滑脉或关部软脉、滑脉。

六、石菖蒲——开窍神品

石菖蒲是水生植物，用药部位是根部。根据根升梢降原理，石菖蒲性升。升者皆可疏肝。

石菖蒲生长于水中而不会腐烂，因为其根系有很好的排水作用，因此石菖蒲能够利湿。

其性温，能够温通气、血，可以加速气血运行。新鲜石菖蒲的根部皮色淡红，皮外有一些小的根系，红色入心，小根系如络，加之味道芳香，因此其能够醒神、开窍、入络。

水中生的红色根系，能够交通心肾、引阳入阴、引阴入阳，可用来唤醒心神，治疗心气虚、心神不宁。尤其是心包痰浊，表现在舌头上为舌尖偏后透白浊，舌头放松即消失。

因此，石菖蒲能祛心包痰湿，醒神、醒脾，疏理肝气。

石菖蒲适用于左手寸部弱脉，或者舌象上心包有痰。

七、炒枣仁——助胆定神

炒枣仁是酸枣仁经过炒制而成。

酸枣仁是生长在灌木上的一种红色的小果实里的仁。需要碾碎果核，取出种子，才是枣仁。

灌木五行属木，归肝胆。有一种说法是高大的树木属肝，矮小的灌木属胆。心胆气虚的人容易心神不宁，心中惴惴然总觉得有什么事情要发生，胆小害怕，胡思乱想。因此，酸枣仁能很好解决这一问题。

酸枣仁的油脂也比较丰富，捣碎了有一层油，因此酸枣仁本身也能润心养心阴。枣仁味酸，酸味养肝，本身又是木本，因此它作用于心、肝、胆。

如果只是把酸枣仁归入治睡眠的药物，实在是大材小用了。它可以安心宁神，从木生心火、振奋心阳。

酸枣仁适用于左寸无脉、弱脉。

八、苍术、厚朴——燥湿妙药

这是一组对药，经常一起使用；也是平胃散里的主药。

苍术可辛温燥湿，而且它有一股很浓郁的香气，芳香也有醒脾化湿的作用，因此它用来治疗湿阻中焦，脘腹胀满。

厚朴是植物的根皮、枝皮，干燥之后是卷起来的，看起来弯弯曲曲，状似肠道，因此有一种厚朴称为"鸡肠朴"，其性辛温苦燥，燥湿消痰，能下气通肠。

这对药材的使用参考，不是在脉象上，而是在舌象上，凡是见到舌头中、根苔厚腻的就可以用这组对药。大家知道舌尖对应上焦、心脏，舌头中间对应脾胃，舌根对应肾和肠道。

如果舌头中间部位的苔很厚腻，但是舌根是干净的，就说明湿滞留中脘的时间不长，是最近吃了凉东西造成消化不好和食积，这种时候用苍术一味药就可以了。

如果舌头中间部位和舌根积满厚腻的舌苔，就说明很久以来胃肠道的动力不足，造成胃肠食物和大便的排泄不畅，吃进去胃里的食物消化慢，排便量也少而不畅，久而久之，胃肠负担很重。这个时候苍术、厚朴是正药，还加入一味酒大黄更合适，有利于清空肠道，减轻胃肠压力。

如果舌苔比上面描述得更为严重，中根部厚腻的舌苔而且化浊了，还要加上祛痰的药物如莱菔子等。

九、附子——益火之源

附子一般用的是炮制过的制黑附片。

附子是植物乌头的根，生长在潮湿的巴蜀地带。生活环境是高湿高热地带，造就了其性温热，味辛。因此，附子能补命门衰败之火，是已故李可老师的回阳救逆之药。作为回阳救逆，附子的使用量很大，救人性命于旦夕之间。

平时治疗处方，我的附子剂量使用很小，通常是 6～7 克。附子擅于益火消阴。辛热的药能很好治疗寒证、痛症、心脏问题及火不暖土的消化问题。

附子味道辛，辛者发散也。加之附子药用部位是根部，根据根生梢降的原理，说明附子的升散性强，走窜性强，加之大热，因此能温通十二经脉，可以说无处不到，去除沉寒痼瘕，就像冰块见到太阳，慢慢消融一样。

因其性大热，对于女子月经量少者应慎用，因其会导致月经量更少或者提前。对于女子肝血亏虚者，须配合养阴之熟地、当归、制首乌、山茱萸之类。

附子适用于双尺沉坠或沉弱。

十、茯苓——淡渗去温

茯苓是寄生真菌的干燥菌核。茯苓菌丝体在适宜的条件下寄生于已死松木上。松树全身都是宝，本身的功效也很大，能祛风通络。寄生的茯苓真菌的生活环境蓬松潮湿，虽潮湿而自身并不腐烂，还可借助于已死的松木，分解吸收，促成自身的迅速膨胀和生长。

一般寄生的植物都有益肝肾、强筋骨的作用，如菟丝子、桑寄生。桑寄生寄生在桑树上，菟丝子寄生在豆科植物上，但是茯苓寄生的是已死的松树根，不同于有生命的植物，因此，它吸收的是腐败的湿气，属于腐生和寄生。寄生类都有安胎补肾的作用；加上腐生，所以有去腐生新的作用。从腐烂松根中生出新的生命，所以茯苓又被称为千岁松脂。

茯苓色白味淡，白入肺，淡入脾胃，长于祛湿，属于淡渗利湿之品。

味淡性升，因此还能开腠理，生津液，津液生则口渴止。这就是为什么茯苓利湿还能止渴的原因。

茯苓的使用参考，一在脉象上，二在舌象上。凡是脉象上痰湿重的，都用茯苓，因为湿为痰之源头。凡是见到舌头边尖胖大或者满舌、根苔厚腻的也用茯苓。

瘦小舌且舌红，这种是血亏者。如果水湿或者痰湿重是可以用茯苓的，不用担心血亏，因为血亏可以用养阴药，两者并不矛盾。

茯苓适用于右关带弦脉，带滑脉，尺部带坠脉，以及舌头胖大。

十一、肉桂——温暖命门

肉桂是樟科植物肉桂的干皮和枝皮，晒干后卷成筒状，阴干。

肉桂色红性温，因此能入血，通血脉。

红色入心，为何肉桂不入心而入肾？是因为桂枝梢质地轻，气味薄，而入上焦，因此入心。而肉桂气味厚重，质地相对沉重，因此入下焦，入肾。

交泰丸用于治疗心火亢盛而四肢不温，以黄连清心火而引心火下行并交于肾中，而肉桂有引火归元的作用。交泰丸方中黄连清，肉桂吸，两个力的作用让心肾相交。

肉桂气味雄厚芳香，使其具有走窜之性，因此肉桂下能暖命门火，除积冷，上能温暖手足，外去风寒，内通血脉。

肉桂因其性温，能动血，可以提前月经，若量少者需要佐以熟地、当归之类。

肉桂适用于双尺肾脉，带弱脉，带坠脉。

十二、桔梗——缓补肺虚

桔梗的药用部位为植物根部，根据根升梢降原理，桔梗性升浮。其色黄白，白入肺，黄入脾，它的升发是从脾升到肺，并能引药如喉，也能开宣肺气。

味苦性辛，辛开苦降正是肺的宣发和肃降的功能。少数入肺的药本身带有这两种功能，如桔梗、杏仁。但是因为桔梗气味淡薄，所以升发的力度大于肃降的力度，而杏仁因为是种子，根据诸子皆降的原理，肃降的力度大于其宣发的力度。

因其升发力度偏大，所以用药量大了会引起恶心、胃胀。

桔梗适用于右寸无脉或弱脉而左关肝血亏虚。

十三、瓜蒌、薤白——胸痹对药

薤白是小蒜，味道特别浓烈辛香，走窜性强。其色白，入肺；味辛，宣开，能消壅滞；香味浓烈能够祛湿，因此有化痰、涤痰的作用，适用于清稀的痰和水饮。比如胸腔积液在中医里就是水饮，以此类推。

全瓜蒌是果实，瓜蒌仁是种子。果实都是沉降之性，沉降可以从肺、胃肠降到肾。全瓜蒌是瓜蒌壳带瓜蒌仁的果实，种子和果实都有润肠通便的作用。加之瓜蒌里黄红色丝络的瓜瓤特别黏稠，很是滑利，因此它能够祛除黏痰、胶着的黄痰。其性寒味苦，也有清热涤痰的作用。全瓜蒌还能治疗乳房疾病，就是以形治形。

《金匮要略》"瓜蒌薤白白酒汤"中，薤白通阳散结，祛痰开胸。瓜蒌清热散结，开胸涤痰。还有"瓜蒌薤白半夏汤"和"枳实桂枝薤白汤"，都是用来治疗痰盛瘀阻胸痹证即胸闷心痛的方药。不难看出薤白有振奋肺阳的作用。

肺主导一身之气，且能化气行水。当阳气不足时，肺不能很好化气行水，则水湿凝聚成饮或痰浊，阻蔽胸腔，阴浊太盛，阳气难行。只有通阳散结，涤痰开胸，才能使清阳重新布满胸腔。

薤白适用于右寸肺脉无脉或者微脉。瓜蒌适用于内脉滑或上跃或右寸沉滑。

十四、半夏——降逆神品

半夏的药用部位是块茎，不是根部，也不是种子，但是外观看起来是一颗一颗的小圆子。因此，半夏对痘、疔、痈、痰核（瘰疬）有治疗作用，痘、疔、痈都是团状的小颗粒，这是取象类比，以形治形。因此范围可以扩大到治疗脂肪瘤、小包块等，可以化痰散结。我习惯用姜半夏。

半夏苦辛温，有小毒，需要炮制后使用。它最擅长降气化痰。半夏化痰，是燥湿化痰，因其苦辛温之性，苦能降气，辛能散结、宣通，温能祛湿散寒。

苦降的药都能止呕、降逆，顺应肺、胃、肠的通降作用，因此能作用于肺、胃、肠。而胃位居中焦，胃气的通降能带领肺、肠的通降。因此胃在通降中居于主导地位。另外，胃主收纳水谷，身体后天的消化都要靠胃打头仗，如果胃气上逆，导致恶心、反胃、呕吐食物，则影响胃的受纳功能，对后面的化生气血就造成了阻碍。

散结的药都能开胸理气。《金匮要略》中生姜半夏汤用来和胃化饮，降逆止呕。半夏泻心汤也是用来和胃降逆，开结除痞的。

半夏适用于右关胃脉。

十五、干姜——温中散寒

干姜是新鲜生姜低温干燥或者晒干而成。其用药部位是根茎。只要是茎就具有疏通功能，根具有升发之性。

干姜色黄，入脾胃。其味辛性热，因此能温中散寒。对于中焦寒湿内生者或者经常吃寒凉者均有效。干姜和生姜主要走气分，入血分则用炮姜。因其性热，容易生燥，血虚阴亏者慎用，使用时应辨别清楚。

从脉象上来看，则很好辨别用药的指征。比如右关弦紧、弦郁滑，右尺弦郁等，都可以大胆使用干姜。如果右关软弱透弦，透弦就是隐约透细弦，则不可使用干姜，因为软弱是气血亏虚的表现。

干姜适用于右关带弦的脉，如弦紧、弦滑。

十六、砂仁——芳香醒脾

砂仁是果实，果实具有沉降之性。但是砂仁辛温，辛能散结，温能理气、温通。砂仁的味道特别辛香，其气厚重，因此能升能降。

砂仁气味辛温而芬芳，香气入脾，香味的药有芳香醒脾、化湿开胃的作用，因此能作用于脾胃。砂仁还能作用于肾，是由其果实的沉降之性及香气厚重的沉降之性决定的，沉降皆能入肾；砂仁果实外面是深褐色的，褐色入肾。

砂仁的使用还可以看舌象。前面提到了苍术、厚朴的使用的舌象依据是中后部位的舌头厚腻，那么砂仁的舌象是苔薄腻或偏厚腻，或者舌头胖大。厚腻是有痰湿，胖大是有水饮，都说明中焦阳气亏虚，不能气化水湿，而胃喜欢干燥，不喜欢水湿，所以中焦水湿或痰浊偏重者，脾胃运化无力，更容易造成中焦胀满、痰湿更盛。

十七、柴胡——升清提气

柴胡药用部位是植物根部，根据"根升梢降"的原理，柴胡性升，作用是升提。柴胡气味很淡，气薄者升散。因此柴胡的升性决定了它一可以疏理肝气，二可以升清降浊，三可以提出郁热。

清气在下，则生飧泄，浊气在上，则生䐜胀。柴胡的作用是一个升清的过程，清气一升浊气自降。李东垣在补中益气汤中用柴胡，是助力黄芪的升提之性，治疗中气不得宣散而导致的肠胃中痰饮水湿停聚。王好古是李东垣的学生，他认为"柴胡能去脏腑内外俱乏，既能引清气上行而顺阳道"。这个"去脏腑内外俱乏"是因为柴胡能升清，肝气上升则人体升降有序，清气在上则疲乏俱除。

孙曼之老师总结的小柴胡汤的病机是"少阳郁热"，而柴胡的使用就是为了提出郁热。因此，柴胡有升提作用，升提的起点位置是中焦。

柴胡适用于左寸无脉或微弱脉，同时伴有左关带郁脉，如满郁、郁滑等。

十八、生黄芪——提气第一

黄芪药用部位是根，根生梢降，因此黄芪有升发之力。黄芪色黄，入脾土，味甘，也入脾，因此黄芪升提的是脾气。

黄芪生用，保存了其升发之性。黄芪升提之力胜于补益之功，从很多药方就能看出黄芪贵在升提脾气，升提的起点是脾胃，脾气以升为健，当脾气不能正常上升，就会导致运化水湿失常，容易受湿所困。

当然阳气升提是一个运动，清气上升则浊气下降，清阳居上窍则人的精神自然会好转，头脑清亮，因此称黄芪有补气的功效。但是对于尺脉无根的人，升提则会加大下焦肾气的空虚，因而肾气大虚，用黄芪的同时一定要补肾精。

黄芪适用于左寸无脉或弱脉。

十九、山茱萸——收涩虚阳

山茱萸的药用部位是果实，具体说是果肉。它是乔木生长的红色的果实，颜色鲜红，因此有木生火的性，对于心火亢盛有好处。乔木是甲木，得木气最厚，因此能入肝，味酸泻肝气，养肝阴。果实有沉降之性，沉降皆入肾。酸味有收敛之性，收涩固脱，因此山茱萸还能入肾。山茱萸补益肝肾的作用就是这样而来。

张锡纯的复脉汤用的山茱萸，他认为"人元气之脱，皆脱在肝。故人虚极者，肝风必先动，肝风动，即元气欲脱之兆"。他认为，凡是人体阴阳气血将散者，山茱萸皆能敛之。

山茱萸秉木性，因色红入心，种子及其酸性收敛沉降入肾，因此山茱萸是先升后降，降的力度大于升的力度。

山茱萸适用于左寸沉滑或滑数或内脉滑或上跃。

二十、荆芥、防风——袪风提气

荆芥属于草本，其药用部位是茎叶和花穗。荆芥质地轻，因此性升散，气味淡，且升散比较柔和，走窜性不强。掰开干燥的荆芥，中间是空的，植物中空皆祛风。气薄，味淡，其气上浮，疏肝气，善祛皮毛之风邪。

防风也是草本，入药部位是防风根，根性升散。其性辛温，善于通络及疏通。色黄入脾，走中焦，入肌肉，从中焦往上焦以外升散。

荆芥、防风相对于羌活、独活来说，它的气味没有那么浓烈，很淡。

荆芥和防风两者不一样，防风是偏黄色，入脾、入胸膈；荆芥的颜色并非是红色，但荆芥能入血分，防风不入血分。入血分而非红色的药不少，如益母草，它质地轻清，入血分活血利水；荆芥炒碳止血等。《本草纲目》云："荆芥，入足厥阴经气分，其功长于祛风邪，散瘀血，破结气，消疮毒。盖厥阴乃风木也，主血而相火寄之，故风病、血病、疮病为要药。"

傅青主擅长用荆芥治疗女科经、带、胎、产各病。如完带汤中荆芥升提脾气，疏理肝气，健脾止带，月经先后不定期用荆芥引血归血，不规则出血用荆芥炭止血、益气化瘀，或用荆芥提出血分伏热等。

防风色黄入脾、走胸腔。所以，对于肝气郁滞导致的胸闷可以用防风开胸膈。对于脾气虚，肝木克乘脾土导致的泄泻也可以用防风升发脾气，如痛泻药方；防风疏风养血如消风散；防风发表散热如防风通圣散；防风还可以加强卫外抵抗，如玉屏风散。因此，防风功用概括为治风、治湿、开胸、升脾、疏肝、卫外。

荆芥本身不走胸腔、不走下焦，但是可以通过剂量来控制药物的走向，使药物到达下焦。

荆芥适用于尺脉沉坠，或左寸浮，左寸无脉或弱脉而左关不平软。

防风适用于左关满郁脉而左寸无脉或弱脉。

第 14 章

医案摘录

病有千种，有的不痛苦，有的很痛苦，甚至有的人痛苦到想自杀。有的人脉象病了，但是自己身体觉察不到，这就是我称之为"绝缘体体质"的一类人，心脑卒中的风险很大，如果能防患于未然，哪怕是告诉患者备着一瓶速效救心丸，发生危险的概率也会减少。

凡此种种，让我感到一名医生的责任是很大的。中医这里看不到急诊室慌忙的身影和急促的呼叫，也看不到外科抢救的血肉场面，但是救人于痛苦和救人于性命一样也是责任重大，不能有任何错漏。

几年前答应先师要把医案整理出书供同门参考，先师也很期待。后因一方面临床医案比较多，整理打字颇花费时日；二则自觉时机尚未成熟，自己还在临床摸索中，医案整理出书不能过早；三则每次整理时都觉得自己才疏学浅，早年的医案并无分享的价值。只是这两年的医案在摸脉上和用药上都提高了一些，患者疗效较好，且缩短了治愈的时间，才觉得可以拿来分享一下。

下面列举几个医案，供大家结合前面我讲的内容，参考医案的脉象来练习推理患者的症状和用药。以下所有症状基本都是摸脉摸出来，然后询问患者确认是否有此症状，患者会加以补充说明。我在临床上会详细记录每一个医案，无一例外。

医案 1 心脏病

女，72 岁，一诊，2018 年 5 月 29 日。

猛起时头晕，胸闷气短，说话时深吸气明显，后背痛，眼睛模糊流泪，打嗝，饥时心慌，身软无力，腿沉软、凉，腿抽筋。眠正，耳鸣。每躺下即欲咳，夜里 10 点到 12 点咳嗽剧烈。纳正。大便日一行，正。喜吃香瓜、西瓜，口干时欲饮水。

4 月 18 日查心肌炎、冠状动脉狭窄、心律失常、二三尖瓣反流。现服药物：利尿药。

面色：晦暗、苦楚。

脉：左寸无脉变弱滑，双关软郁，左关下郁，右寸弱滑，双尺沉弱滑。

舌：正红苔薄白，震卦舌。

处方：桂枝 10 克，炒枣仁 10 克，薤白 10 克，柴胡 3 克，肉桂 4 克，桔梗 3 克，姜半夏 8 克，佩兰 15 克，茯苓 15 克，生麻黄 1 克，炒杏仁 10 克，连翘 3 克，姜枣引。10 付，嘱忌口生冷奶。

服完上药诸证大减。面色较第一次转亮。叹息较频繁。调整用药，续服 10 剂药胸闷气短止。低头后抬头稍晕，起床头晕止。后背痛止。腿转有力，上楼轻松，自己买菜提上三楼不用歇。耳鸣明显减轻。右侧大腿至脚心酸胀困显减未止。偶咳，但少。又调方服用 10 付诸证均愈。后介绍一个心脏病阿姨过来就诊。

此阿姨到诊室之后说，那个大姐吃了你三次药，那么严重的心脏病都好了，我是慕名前来的呀。

医案 2　胸闷气短

女，77 岁，初诊，2018 年 7 月 12 日。

胸闷气短，有时头晕，气短不敢走快，肩背痛，膝盖痛，手掌湿疹，口苦。入睡慢，眠轻易醒。眼睛干涩、花。曾经肛周湿痒，现无。腿沉脚肿，按之无凹陷。脚面肿，活动后减轻。梦故人。不饥纳少。痰不易咳出。喜躺，身无力。腰痛，稍久坐即作。有时右手指抽筋。有时肛门下坠。偶尔脐周绞痛，但少。大便日一行，有时难解。后背痒。

脉：双尺沉坠，左寸无脉变弱，双内有脉滑，双关软浊。

舌：舌薄瘦正红，根薄腻。

处方：桂枝 8 克，炒枣仁 10 克，柴胡 3 克，生白芍 15 克，炒杏仁 10 克，姜半夏 6 克，生麻黄 1 克，益母草 6 克，泽泻 10 克，肉桂 3 克，当归 10 克，木香 3 克，砂仁 3 克，连翘 3 克。10 付，嘱忌口生冷。

复诊反馈：胸闷气短显减，叹气仍有。入睡转快。左胁下痛。久坐后背痛。后背畏凉，受凉易咳。今候诊时剧烈咳嗽一阵。膝盖痛明显减轻。眼干亦减。纳增，转知饥。右手抽筋止。脚面肿止，腿沉止。口苦止。双手掌湿疹、痒均止。走路无腿软，但不稳，上楼须扶。腰以下均凉。调整用药续服 10 付诸证均止。

医案 3　后背痛

男，48 岁，北京，一诊，2019 年 1 月 8 日。

后背痛、双臂酸沉，右侧胸口隐痛，身倦怠无力，傍晚时头晕，畏寒，腰酸痛，夜尿 4 ～ 5 次。痰多，喜欢饮茶，烧心。心情低落已 2 年。

少饥纳正，大便日一行，稀。

面色：红黑秽浊。

舌：舌两侧红，苔薄白。

脉：双＋双寸沉弱，双关郁如小豆，双尺弱。

处方：桂枝10克，柴胡4克，补骨脂10克，菟丝子10克，生黄芪18克，当归10克，熟地15克，生麻黄1克，炒杏仁9克，连翘3克，全瓜蒌10克，干姜8克，五味子2克，姜半夏8克。10付。

复诊反馈：服用上药10付精神明显好转，后背痛大减，右侧胸口痛止。双臂酸沉明显减轻，仅刷牙抬胳膊时略显。夜尿减至2次。痰明显减少。

调方续服半个月诸证均愈。

医案4　倦怠乏力

男，56岁，河北，一诊，2019年3月14日。

身软无力，倦怠乏困，不耐劳作。去医院查体，尿酸高，肌酐高，血压高，心房颤动。刻下：头晕耳鸣，胸闷，胸口隐痛，时叹息。胃胀、烧心、反酸。后背痛。眼睛模糊干涩。饭后喜寐。小便不畅，排不尽。入睡慢，思虑多。大便日2～3行，量少不畅。

病史：2017年车祸致脑出血。

舌：舌红苔薄白，歪。

脉：双＋＋，左寸不足，激动后出，右寸沉滑，双关满郁滑大有力，关下郁，双尺沉坠郁大。

处方：生栀子3克，桂枝10克，生黄芪18克，柴胡5克，川芎4克，黄芩 3 克，炒杏仁 10 克，生麻黄 1.5 克，焦三仙（各）2 克，干姜 8 克，茯苓 20 克，泽泻 10 克，制黑附片 7 克，狗脊 10 克，山茱萸 10 克，生龙牡各 15 克。10 付。

3 月 26 日复诊自述服药第二付即觉得精神好转，诸证均减，体力好转。腰背痛均大减。因觉体力好转而劳作，前天栽树劳累，引发弯腰时背痛。胃胀止，入睡转快，眠沉。夜尿 2 次，心烦减。知饥纳正。大便日一行，转畅。

医案 5　全身痒疹

男，85 岁，一诊，2019 年 12 月 24 日。

自 2019 年 3 月起脸、四肢、后背、颈部、腋下均起红疹，瘙痒不分昼夜，夜脱衣服时瘙痒剧烈，喜抓，抓痕明显，迄今 9 个月。在其他地方治疗效果不明显，经女儿劝说过来就诊。

刻下：左小腿大面积红疹成片凸起皮肤，前胸后背抓痕。后背痛，呛咳，白天喜寐，口苦。入睡快，梦少，夜尿 2 次。大便日一行，不畅。

病史：因心动过缓（心率 40 次／分）而装起搏器已 3 年。血压低于 120mmHg 则头晕。2019 年 10 月查出完全性左束支传导阻滞、下壁心肌梗死。

脉：双寸沉滑，双内有脉，双关弦郁滑，关下郁，双尺沉坠郁。

舌：正红苔薄腻。

手脚凉。

处方：生栀子 3 克，黄芩 3 克，桂枝 10 克，制黑附片（先）6 克，肉桂 3 克，荆芥炭 10 克，川芎 4 克，当归 15 克，熟地 15 克，赤白芍（各）15 克，炒白蒺藜 15 克，制首乌 15 克，白豆蔻 10 克，砂仁 3 克（后）。10 付。

服药后，颈部、腋下及腹部痒止，后背痒大减，仅剩余小腿痒比较明显，脱衣时痒重。晨眼屎。呛咳止。后背痛减轻。夜尿 2 ～ 3 次。纳便正，但须吃水果，否则偏干。饮水多。

根据脉象和反馈，调整用药，续服药 10 付，嘱药尽痒止则不需再服药。

医案 6　勃起障碍

男，28 岁，北京，一诊，2020 年 9 月 26 日。

对房事不感兴趣，有时力不从心，同房时勃起后会出现萎软。晨勃少。求嗣。受凉容易腹泻，肩颈僵硬。少饥纳正，眼睛干痒。阴囊潮湿。大便日一行，排不尽。

面色：黄暗，形瘦。

舌：舌红暗瘦小，尖红赤。

脉：双内有脉，右寸滑，左寸不齐，弱，双关满郁滑大，双尺凹陷沉坠。

处方：桂枝 10 克，黄芩 3 克，炒杏仁 9 克，川芎 4 克，木香 3 克，砂仁 4 克，香附 10 克，荆芥 10 克，石菖蒲 7 克，肉桂 3 克，草薢 15 克，赤白芍 15 克，巴戟 10 克，生薏米仁 18 克，生栀子 3 克，酒大黄 2 克。15 付。

服用上药后晨勃增加，未腹泻，精神好转。后加补肾韭菜子、补骨脂、右归丸等，服药共 30 付，其爱人于 2020 年 11 月底成功受孕。

医案 7 足脚踝痛

男，55 岁，北京，一诊，2020 年 12 月 24 日。

脚跟脚踝痛已数月，腿沉，脚汗凉。双肩胛酸痛。腰酸。咽喉哑，抽烟后咽喉痛、咳嗽。入睡快，晨 3～4 点易醒，醒后难寐。纳正知饥。大便日一行，畅。

面色：面红晦暗。

舌：舌正红，舌尖瘦，苔薄白。

脉：双 ++ 如豆，激动后双寸滑，左寸欠足，左关软，右关郁滑，关下郁，双尺沉坠滑。

处方：生麻黄 2 克，炒杏仁 9 克，黄芩 3 克，桂枝 15 克，干姜 10 克，炙甘草 3 克，酒大黄 3 克，制黑附片 7 克，萆薢 15 克，补骨脂 15 克，生栀子 3 克，赤白芍 15 克，川芎 4 克，桔梗 10 克。10 付。

服药后脚踝脚跟痛几止。肩胛酸痛减轻、腿沉减轻。入睡转快，醒后复睡转快。

医案 8 喘促

女，64 岁，北京，一诊，2020 年 12 月 1 日。

走路七八步即觉胸闷气短，呼吸喘促，须摘下口罩并停下休息才能略为缓解。乳头痒红痛已经 1 年。腿软似踩棉花。腿脚均肿。不敢吃海鲜酱油，吃则手指红肿痛。手胀。生气频。脸红，诉太阳出后温度上升即脸红。入睡慢，眠轻。不敢干活，干活则胸椎痛、关节痛。纳正知饥，每天 2 顿饭。大便日一行，软。饮水多，夜尿多则 4 次。今年烦躁时吃冰物方觉舒。

病史：2013年曾因心脏不舒服住院未查出异样。

面色：脸肿自己不觉，色红发暗。

舌：舌红苔白厚腻。

脉：双＋，双寸不足，激动后左寸出，双关硬郁滑，关下郁，双尺弱滑。

处方：桂枝12克，柴胡4克，薤白8克，生麻黄1克，炒杏仁9克，黄芩3克，生栀子3克，川芎3克，干姜8克，木香3克，制黑附片6克，菜子10克，杜仲10克，炙甘草3克，乌梅15克。7付。

因为病情较为严重，我只开了7付药，告诉患者如果吃了有效再来复诊或者照方再抓7付。

复诊反馈：服药6付胸闷气喘基本痊愈。之前走几步路就喘须停下，现在走路未喘。腿转有力，精神亦好转。期间发作一次左胸口下内出现似鱼吐泡泡的感觉，自觉断了一口气，后再未发作。现在能吃海鲜酱油，非常高兴，未再过敏。乳房红痒痛止。余手臂膝下发胀未愈。纳便正。

根据脉象和反馈调药后续服10付均愈，后应患者要求为了巩固疗效，又根据脉象调药后续服10付。

医案9　失眠

女，54岁，山东，一诊，2020年3月17日。

自3月6日起失眠，彻夜不眠，后每日服用2片安眠药方能入睡，眠轻，易醒。烦躁不安，无以名状，自言烦躁时欲拿刀杀人。心情低落。疲劳。腿软无力，抽筋。大便7日一行，吃排毒养颜胶囊则大便1～2

日一行。

舌：淡红苔薄白。

脉：左寸不足，双内有脉+，右寸弱，双关弱，双尺弱。

处方：桂枝 15 克，石菖蒲 10 克，远志 10 克，当归 20 克，补骨脂 15 克，炒杏仁 10 克，川芎 3 克，制黑附片 6 克，山茱萸 15 克，淫羊藿 10 克，菟丝子 15 克，黄芩 3 克，麦冬 12 克。10 付。

复诊反馈：服药后睡眠好转，因担心再次失眠而不敢停安眠药，但减一片量，现每日服一片安眠药，入睡快，眠转沉，中途不醒，但梦多。心情好转。大便服药期间日一行，畅，秽浊（未服用排毒养颜）。纳香。看人已经不烦躁。干家务未觉疲惫。未腿软。

根据脉象和反馈调整用药续服 10 付，心情大为好转，嘱咐可以停服安眠药观察。

医案 10　求嗣

这是一例求嗣的案例，夫妇两人同时调理。

女，31 岁，北京，一诊，2020 年 12 月 1 日。

疲劳，自觉每日睡不够。头昏沉，睁不开眼睛。胃痛、反酸。近来心烦易躁，生气频繁。外出受凉，偶尔咳嗽。末次月经 11 月 17 日左右，小腹凉，前 2 日量正，第 3 日量即少。带多渣样。左侧腰胯酸痛，腿沉胀。供暖后开始便秘，4～5 日一行，最近转正，日一行。

面色：黄晦暗如蒙尘。

手：冰凉。

舌：舌红软，齿痕，剥苔。

脉：左＋，右＋＋，左寸无脉变弱滑，右寸沉滑＞左，右关弦小郁及关下，双尺沉坠滑大。

处方：制黑附片 4 克，干姜 8 克，炙甘草 3 克，萆薢 15 克，生薏米仁 15 克，生麻黄 1 克，炒杏仁 9 克，黄芩 3 克，乌梅 15 克，熟地 15 克，桂枝 12 克，赤白芍 15 克，香附 10 克，薄荷 3 克。10 付。

复诊反馈：精神好转，没再出现困倦睁不开眼的情况。胃不适止。腿沉胀止。大便 1～3 日一行，时正时干。纳佳。末次月经 12 月 11 日，昨天腰痛腿软，今减止。小腹及腰均凉，小腹轻痛，色暗红，量目前偏少。入睡快，梦仍多。经前乳房胀痛 4 日。咳止。咽喉痛。

面色：较上次转亮，晦暗未尽退，略呈红润。

根据反馈及脉象调药，续服药 22 付，2021 年 2 月 2 日跟其先生来就诊时告知已怀孕。

医案 11　头昏嗜睡

男，35 岁，北京，一诊，2020 年 10 月 29 日。

头昏沉，每天打瞌睡，时时欲寐，睡不够。四季鼻炎，涕泪均多。肩颈背痛。咳嗽不分昼夜。食冷饮则胃酸、打嗝、恶心，易胃痉挛。易腹泻。腰痛。每日饮白酒。膝盖腿均凉，受风则痛。心情烦躁＋低落。纳正。

舌：色正稍胖苔薄腻。

脉：双＋，双寸无脉变滑（右＞左），双关满郁透弦及关下，关下弦郁＋，双尺沉坠滑透弦。

处方：制黑附片 7 克，干姜 10 克，炙甘草 3 克，茯苓 20 克，草薢 15 克，桂枝 12 克，生麻黄 1.5 克，炒杏仁 9 克，赤白芍各 15 克，黄芩 3 克，生栀子 3 克，韭菜子 15 克，佩兰 15 克，川芎 4 克。10 付。

复诊反馈：心情和精神均好转，犯困明显减轻，涕泪均减，今天刮风都未流涕，以往遇风则流涕频繁。腰膝痛止。入睡转快，眠转沉。大便日 2 行，黏滞。

根据脉象和反馈调方（一般调 3～5 味药），续服 10 付，精神持续好转，鼻子较之前通畅，以前用口呼吸，现在能用鼻呼吸。平时无胃不适，但饮酒后胃灼热、反酸。

医案 12　倦怠失眠

女，45 岁，北京，一诊，2020 年 10 月 10 日。

入睡难，眠轻，易醒（早晨 3、4 点醒后难寐）。心烦易躁。一过性头晕时作。倦怠乏力，回家爬 5 楼须喘息十余分钟才能缓解。走路腿沉软，在地面拖。眼干涩。腿凉。

舌：正红胖大齿痕。

脉：双寸弱变滑，双内脉滑，双关软滑，双尺弱。

处方：桂枝 12 克，熟地 15 克，赤芍 15 克，当归 15 克，肉桂 4 克，细辛 1 克，菟丝子 10 克，补骨脂 15 克，山茱萸 10 克，黄芩 3 克，全瓜蒌 15 克，生栀子 3 克，白豆蔻 10 克，茯苓 15 克，生姜 10 克。10 付。

复诊反馈：入睡转快，但易醒，醒后能寐，腿软腿凉均减。头晕止。身体转有力，回家爬 5 楼未觉太累，已不用喘歇。

女，64 岁，北京，一诊，2020 年 6 月 30 日。

血糖高，空腹血糖 7 ～ 9mmol/L，餐后血糖 11 ～ 12mmol/L，已经服用降糖药逾十年。

刻下：腰酸腿软、头晕、左手麻，浑身无力，入睡难，右膝痛，膝盖及腿脚均凉，膝盖甚。疲劳难耐，每日做好午饭后困不能支，必须马上睡觉，睡醒后才有精神吃午饭。眼花流泪。腿沉，稍久行腿沉似拖不动。食欲不振。

面色：面黄，眼肿面肿，老相。

舌：舌红赤苔薄白。

脉：双寸无脉变弱滑，左关郁滑，右关软，关下郁，双尺弱滑。

脉：生栀子 3 克，桂枝 10 克，柴胡 4 克，生黄芪 18 克，当归 10 克，白豆蔻 10 克，砂仁 3 克，补骨脂 15 克，肉桂 4 克，薤白 7 克，赤白芍 15 克，茯苓 15 克，黄芩 3 克，川芎 3 克。10 付。

复诊反馈：服上药入睡转快，中途醒。精神好转，头晕止，腰酸减，手麻减，膝盖发凉减，纳增。中午仍须睡后起来吃饭，但下午精神好转。血糖餐后降到 8 ～ 9mmol/L，餐前 8 ～ 9mmol/L(吃西瓜)。根据反馈和脉象调方用药，共服药 30 付，血糖下降到空腹 6.3mmol/L，餐后 8mmol/L，糖化血红蛋白 5.3%。睡眠好转，入睡快，中途醒少，手麻腿凉均好转明显。食欲佳，没有特殊忌口，服药之前担心血糖高，不敢随便吃东西。

医案14 身痛畏风

女，57岁，北京，一诊，2021年4月10日。

左半身畏风畏凉。自2018年胆结石手术后，左臂发沉，向上举臂膀则筋痛，手指僵硬、发麻。肩背痛，颈椎畏风，已经贴上膏药。最近20天这些症状加重。

刻下：入睡难，因丈夫出车，每天提心吊胆。胃胀、打嗝反酸，腿沉而硬，疲劳乏困。纳正，易饥。大便日1～2行，须每日揉腹后方能排。

面色：面黄无光泽，眼袋及法令纹下垂。

舌：淡红发紫，苔薄白。

脉：右＋，双寸微弱，左关软滑，右关郁滑，关下郁，左尺沉弱化＜右

处方：制黑附片6克，当归18克，细辛1.5克，黄芩4克，桔梗10克，炒杏仁9克，桂枝12克，石菖蒲10克，干姜6克，茯苓25克，泽泻6克，桂3克，羌活3克，独活3克，柴葛根18克，栀子3克。10付。

复诊反馈：入睡转快，梦减，眠沉，一觉到天亮。左半身除了颈椎畏风，其余均已经不明显，肩痛止，向上举臂膀已经不痛。胃胀反酸止。大便转畅快，晨6、7点即有便意。腿沉硬止。

医案 15 经前发热

女，36 岁，北京，一诊，2021 年 5 月 22 日。

自 2020 年 4 月起每个月月经前 5 天开始发烧，最高 39℃。2020 年 7 月经过我调理，后没再发烧，偶尔经前晚上微微发烧 36.8～37℃，次日又自行消退。2021 年 4 月和 5 月又开始月经前发热，5 月 20 号月经前 5 日开始，38.5～39℃，须服用退热药。每次发作前右侧胁下至小腹窜痛即开始发热。每天浑身无力，腿沉软无知觉，似是别人的腿，后背酸，膝盖酸。纳少，稍多食即胀。4 月中旬在某医院服用汤药至 5 月，月经仍前发烧，故特来看诊。

面色：黄红黑气。

舌：薄瘦小而红。

脉：双寸浮滑，双内。脉滑+，双关小软郁（右实左软），关下郁+，双尺沉坠小滑。

处方：生黄芪 18 克，炒白术 10 克，砂仁 4 克，桔梗 10 克，当归 18 克，丹皮 8 克，生栀子 3 克，黄芩 3 克，酒大黄 3 克，泽泻 10 克，荆芥 10 克，柴胡 3 克，石菖蒲 10 克，肉桂 3 克，半夏 6 克，炒杏仁 9 克，乌梅 10 克。10 付。

复诊反馈：久坐腰酸痛，膝盖酸痛，站久腿痛，身乏。入睡快。昨晚下班后体温 37.5℃，未处理，今晨体温恢复正常（排卵期）。

随后根据脉象和反馈，调整用药（一般调 3～5 味药），6 月 20 号月经前未发热，精神体力均好转，腿沉胀大减。畏寒明显减轻，在单位开空调未觉得凉。